आयुर्वेद की सर्वाधिक बिकने वाली पुस्तक

औषध-दर्शन

(परिष्कृत नवीन संस्करण)

परम पूज्य स्वामी रामदेवजी महाराज द्वारा बताए जाने वाले

असाध्य रोगों के अनुभूत चमत्कारी

प्रयोगों सहित

लेखक

आचार्य बालकृष्ण

दिव्य प्रकाशन

दिव्य योग मन्दिर (ट्रस्ट)

प्रकाशक	दिव्य प्रकाशन दिव्य योग मंदिर ट्रस्ट पतंजलि योगपीठ, महर्षि दयानन्द ग्राम दिल्ली-हरिद्वार राष्ट्रीय राजमार्ग, निकट बहादराबाद, हरिद्वार - 249405 (उत्तराखण्ड)
आईएसबीएन	978-81-89235-04-8
ई-मेल	divyayoga@rediffmail.com
वेबसाइट	www.divyayoga.com
दूरभाष	91-1334-244107, 240008, 246737
फैक्स	91-1334-244805
सर्वाधिकार	© प्रकाशकाधीन
संस्करण	१५ वाँ परिष्कृत नवीन संस्करण; मई २०१६
प्रति	१ लाख (हिन्दी भाषा में) (अंग्रेजी, गुजराती, मराठी, पंजाबी, ओडिया, असमिया, बांग्ला, तेलगु, मलयालम, तमिल, कन्नड़ एवं नेपाली आदि १५ भाषाओं में प्रकाशित)
मूल्य	रु ६०/-

वैधानिक चेतावनी

बिना चिकित्सा-परामर्श के औषध-सेवन से तथा असावधानी से होने वाली किसी भी प्रकार की हानि के लिए लेखक व संस्था किसी भी तरह से उत्तरदायी नहीं है।

मुद्रकः इन्टरनेशनल प्रिन्ट-ओ-पैक लिमिटेड, नोएडा-२०१३०५

संकल्प

आयुर्वेद की परम्परा को सर्वप्राचीन व शाश्वत माना गया है। चरक ऋषि का यह कथन पूर्णतया यथार्थ है- **'सोऽयमायुर्वेदः शाश्वतो निर्दिश्यते अनादित्वात्,'** इसी का प्रभाव है कि आज भी आयुर्वेदिक पद्धति किसी न किसी रूप में हमारे दिलों में बसी हुई है। हम अपने रोजमर्रा के जीवन में देखते सुनते हैं कि पेट दर्द होने पर या गैस होने पर अजवायन, हींग आदि लेने को कहा जाता है। सर्दी, जुकाम, खाँसी व गला खराब होने पर कहा जाता है कि ठण्डा पानी न पिएं, अदरक, तुलसी, काली मिर्च की चाय ले लो या अदरक का रस व शहद ले लो आदि। दर्द होने व चोट लगने पर हल्दी दूध का सेवन करो, ये सब बुजुर्गों द्वारा निर्देशित परम्पराएं आयुर्वेद के ही अंग हैं।

योगऋषि स्वामी रामदेव जी महाराज का यह संकल्प है कि स्वदेशी चिकित्सा को प्राथमिकता मिलनी चाहिए, क्योंकि इसी चिकित्सा पद्धति पर भारत की अधिकांश जनसंख्या आश्रित है; परन्तु दुर्भाग्य से हमारे खेत-खलिहान, जंगल व रसोई से जुड़ी हुई एवं हानि रहित पद्धति होने पर भी सरकार की आयुर्वेद के प्रति उदासीनता हृदय को बहुत पीड़ा देती है।

जहाँ आज दिन-प्रतिदिन छोटी-छोटी बीमारियों में भी एलोपैथी का प्रभाव बढ़ रहा है। ऐसी परिस्थिति में परम्परागत व नैसर्गिक चिकित्सा विधा की आधुनिक चिकित्सा विज्ञान के सम्मुख जनसामान्य में व्यापकता के साथ स्वीकार्यता बढ़े, यह एक कठिन एवं चुनौती-पूर्ण कार्य है।

आखिर वह समय अब लौट रहा है, जब देश के हुक्मरान ही नहीं अपितु पूरे विश्व के लोग आयुर्वेदिक औषधि व प्रामाणिकता को स्वीकार ही नहीं करेंगे अपितु इसको अपनाएंगे भी। कुछ वर्ष पहले तक कौन सोच सकता था कि पंच सितारा (Five star) होटल की संस्कृति पर अनुराग रखने वाले लोग भी लौकी की सब्जी, जूस या आंवले के स्वरस के लिए लालायित होंगे।

परमात्मा की कृपा व स्वामी रामदेव जी के अथक पुरुषार्थ से इस कार्य को करने के लिए हम निमित्त बने हैं। हमारे अभियान से पहले जहां हीन भावना से ग्रसित वैद्य अपने को वैद्य कहने में संकोच महसूस करते थे, वहीं अब आयुर्वेद के वैद्यों की प्रतिष्ठा बढ़ी है। प्रान्तीय एवं राष्ट्रीय स्तर पर भी वैद्यों के नये पदों का सृजन हुआ है। व्यावसायिक लोग व औद्योगिक घराने भी आयुर्वेद की ओर अग्रसर हुए हैं। यह हमारी प्राचीन ऋषिपरम्परा की जीत है।

जब आधुनिक भारत का इतिहास लिखा जायेगा, उसमें आयुर्वेद के उत्थान के लिए पतंजलि योगपीठ व आयुर्वेदिक औषध-निर्माण के लिए दिव्य फार्मेसी व पतंजलि आयुर्वेद लि. का नाम अवश्य ही स्वर्णाक्षरों में अंकित होगा।

हमारा स्वप्न जहां देशवासियों के सहयोग से साकार रूप ले रहा है, वहीं हमारे सामने जिम्मेदारी व चुनौतियाँ भी है कि हम लोगों के विश्वास को पूर्ण करें। न्यूनतम मूल्य पर उच्च गुणवत्ता युक्त औषधियों का निर्माण, जड़ी-बूटी द्वारा हानि रहित पदार्थों के सम्मिश्रण से सौन्दर्य प्रसाधन व अन्य दैनिक प्रयोग की वस्तुओं का निर्माण, उच्च गुणवत्ता युक्त खाद्य सामग्री का निर्माण आदि चुनौतियों को स्वीकार करते हुए हमारे द्वारा विश्व की अत्याधुनिक मशीनों व तकनीकी मापदण्डों पर, परंपरागत मूल्यों तथा आदर्शों के निर्वहन के साथ विशाल व व्यापक स्तर पर औषध-निर्माण किया जा रहा है।

हमें विश्वास है कि देशवासियों के सहयोग से प्रारंभ किया हुआ राष्ट्र उत्थान का, ऋषियों की विद्या के संरक्षण का यह अभियान अपने लक्ष्य को अवश्य प्राप्त करेगा। हमारा यह अभियान व्यावसायिक न होकर जनहित में है। इस कार्य के संपादन में जहाँ सैकड़ों सेवाभावी स्वयंसेवक निःशुल्क सेवाएं प्रदान कर रहे हैं, वहीं आयुर्वेदिक औषधियों व अन्य उत्पादों द्वारा प्राप्त साधन को संस्था द्वारा संचालित सांस्कृतिक, आध्यात्मिक व राष्ट्र उत्थान एवं जनसेवा के विभिन्न कार्यों में व्यय किया जाता है, जिसका लाभ करोड़ों देशवासियों को प्राप्त होता है।

हमें पूर्ण विश्वास है, हमारे इस संकल्प व प्रयत्न से खेत खलिहान पर आश्रित मजदूर किसान को अपनी उपज का उचित मूल्य प्राप्त होगा, वहीं देशवासियों को हानि रहित, स्वास्थ्यवर्धक उत्पादों का लाभ मिलेगा। देश स्वस्थ होगा व किसानों की समृद्धि बढ़ेगी। हमारी ऋषि-परम्पराओं की रक्षा होगी, धरती माँ रासायनिक खाद व पेस्टीसाइड द्वारा जहरीली होने से बचेगी तथा देश की जनता को आहार के रूप में जहर नहीं लेना पड़ेगा। किसी का पेट व घर जहरीली दवाइयों का भण्डार नहीं बनेगा। छोटे-छोटे बच्चे कैंसर व किडनी जैसी भयानक बीमारियों से पीड़ित होकर अपने माँ बाप के सामने बिलख-बिलख कर प्राण त्यागने को विवश नहीं होंगे। आइये हम सब मिलकर समृद्ध, खुशहाल भारत व विश्व का निर्माण करने में सहयोग करें। यह अभियान अध्यात्म-ज्योति है, राष्ट्रीय पौरुष-शक्ति का जागरण है, राष्ट्रभक्ति के महाभाव का उदय है। इस उदय से आत्मबल-सम्पन्न, राष्ट्रभक्ति-सम्पन्न बने करोड़ों भारतीयों के हृदय की कृतज्ञता का भाव ही हमारी सबसे बड़ी ताकत है।

अतीत के झरोखे से वर्तमान तक

यह निर्विवाद सत्य है कि आयुर्वेद विश्व की सबसे प्राचीन चिकित्सा पद्धति है। हजारों वर्ष पूर्व लिखित आयुर्वेद के ग्रन्थरत्न चरक, सुश्रुत, अष्टाङ्गहृदय आदि आज भी भारत सहित सम्पूर्ण विश्व के करोड़ों लोगों के लिए पठनीय व स्तुत्य हैं। वर्तमान समय में अनेक चिकित्सा-पद्धतियों के प्रचलन होने व प्रतिकूल परिस्थितिवश आयुर्वेद के क्षेत्र में अनुसंधान कार्य अवरुद्ध होने के कारण आयुर्वेद-विज्ञान से जन-समान्य विमुख हो गया था।

परमात्मा की कृपा एवं जनसहयोग से श्रद्धेय योगऋषि स्वामी रामदेव जी के अथक पुरुषार्थ से पतंजलि योगपीठ को विश्व जनमानस में आयुर्वेद के प्रति विश्वास व रुचि जागृत करने के महान कार्य में अग्रणी भूमिका निभाने का सौभाग्य प्राप्त हुआ।

यह हमारे लिए बहुत ही गौरव की बात है कि आज सम्पूर्ण विश्व में पतंजलि योगपीठ को योग एवं आयुर्वेद के पर्याय के रूप में देखा जाता है। अपने सतत पुरुषार्थ के साथ-साथ, आयुर्वेद के लिए अधिक से अधिक सीखने की चाह ने हमें देशाटन करते हुए अनेक सन्त-महात्माओं व परम्परागत चिकित्सा करने वाले अनेक निस्वार्थ सेवाभावी सज्जनों से मिलाया। जब भी पता चला कि अमुक स्थान पर कोई विशेषज्ञ है, जो किसी कष्ट-साध्य रोग की चिकित्सा करता है तो हमने ऐसे हजारों लोगों के पास पहुँचकर एक जिज्ञासु की तरह विनीत भाव से कुछ सीखने का विनम्र प्रयास किया। यह यात्रा आज तक अनवरत चल रही है। योग, आयुर्वेद की यह यात्रा छोटे से स्तर पर एक कुटिया से 1995 में प्रारम्भ हुई। आयुर्वेदीय चिकित्सा करते हुए उस समय जो अनुभव प्राप्त होते रहे, उनके विवरण अपनी ज्ञानवृद्धि के लिए संरक्षित करता रहा। "स्वान्तःसुखाय, रोगिणां कष्टनिवारणाय" की भावना से प्रयोग में लाए गए इन उत्तम योगों की सफलता के कारण जब रोगियों की संख्या में अप्रत्याशित वृद्धि होने लगी तब अनेक चिकित्सकों के माध्यम से इस सेवाकार्य को और व्यापक व विस्तृत करने में इस 'औषध-दर्शन' नामक संग्रह का महत्त्वपूर्ण योगदान रहा तथा इसी स्वानुभूत प्रयोगसंग्रह ने आयुर्वेदीय चिकित्सा हेतु वैद्यों के प्रशिक्षणदाता गुरु की भूमिका का निर्वहण किया।

हमारे सहयोगी अनेक वरिष्ठ चिकित्सकों के आग्रह पर इसे प्रकाशित करने का विचार किया गया। हालांकि कुछ वैद्यजनों का यह भी विचार था कि इसे प्रकाशित करने से हमारी चिकित्सा की अपनी गोपनीयता (सिक्रेसी) समाप्त हो जायेगी; परन्तु किसी विद्या को छिपाना कभी हमारा उद्देश्य नहीं रहा, अतः इसे

भी सार्वजनिक रूप से प्रकाशित करने का निर्णय लिया गया। यह लगभग 2004 ई. की बात रही होगी। उसके बाद इसमें किञ्चित् मात्र भी संशोधन का अवसर न मिल पाया। सन्-2010 में इसका थोड़ा सा संशोधन किया गया। लोकप्रियता के कारण इसके अनेक संस्करण निकल चुके हैं, उपलब्ध सम्पूर्ण डाटा व रिकार्ड से पता चलता है कि आज तक दुनिया की 15 भाषाओं में इसकी लगभग 70 लाख से अधिक प्रतियाँ छप चुकी हैं। हमें तो बहुत समय तक यह पता भी नहीं चला कि यह पुस्तक दुनिया में सबसे अधिक बिकने वाली आयुर्वेद-चिकित्सा की पुस्तकों में शुमार हो चुकी है। परन्तु अब यह जानकारी हमें सुखद अनुभूति प्रदान करती है।

इससे भी बड़ी बात यह है कि आयुर्वेद के अधिकांश चिकित्सक अनेक रोगों में संयुक्त औषध-प्रयोग की इस नई विधि को अपनाकर अपनी चिकित्सा में सफलता प्राप्त कर रहे हैं। इस पुस्तक ने परम्परागत प्रचलित चिकित्सा-शैली को नये आयाम प्रदान किये हैं। निश्चित ही आयुर्वेद की चिकित्सा में यह छोटी सी पुस्तक मील का पत्थर साबित हुई है।

चिकित्सकों के साथ जनसामान्य ने भी इसे जिस प्रकार अपनाया, वह कभी हमारे स्वप्न की कल्पना में भी नहीं था। अपने व्यस्त कार्य में पता भी नहीं चला कि 2013 का वर्ष समाप्त हो चुका है, पीछे मुड़कर देखते हैं तो अनेकविध संघर्षों व चुनौतियों के साथ गौरवशाली अतीत को स्मरणकर हमें गौरवानुभूति के साथ आत्मसंतोष होता है। विपत्तियों को भी सीढ़ियां बनाकर भगवान ने हमारे मार्ग को जिस तरह से प्रशस्त किया है, यह करोड़ों लोगों के आशीर्वाद व परमात्मा की कृपा के बिना कभी सम्भव नहीं था। आपकी इस सहृदयता एवं देवऋण व ऋषिऋण से उऋण होने के लिए हम इसी तरह अहर्निश प्रत्यनशील रहेंगे। इस छोटी सी पुस्तिका के परिष्कृत व नूतन संस्करण में निश्चित ही बहुत विलम्ब हुआ। विलम्ब से ही सही पर आपको इस 'औषध दर्शन' के नवीन संस्करण को समर्पित करते हुए आप सबके प्रेम, विश्वास व आयुर्वेद के प्रति आपकी निष्ठा को प्रणाम करता हूँ।

05.05.2016

आचार्य बालकृष्ण

विषय अनुक्रमणिका

आयुर्वेद क्या है?

आयुर्वेद का मुख्य उद्देश्य स्वस्थ व्यक्ति के स्वास्थ्य की रक्षा और रोगों से बचाव करना है। रोगों से बचाव के लिए ऋषियों ने अनेक बातों पर ध्यान दिया है। आयुर्वेद के अनुसार कोई भी रोग केवल शारीरिक या केवल मानसिक नहीं होता, शारीरिक रोगों का कुप्रभाव मन पर तो मानस रोगों का कुप्रभाव शरीर पर पड़ता है। इसलिए आयुर्वेद में सभी रोगों को मनोदैहिक मानकर चिकित्सा की जाती है।

आयुर्वेद का चिकित्सक केवल रोगों के लक्षणों के आधार पर ही नहीं, बल्कि उनके साथ-साथ रोगी की आत्मा, मन, शारीरिक प्रकृति, वात, पित्त, कफ आदि दोषों, मलों तथा धातुओं की स्थिति को ध्यान में रखकर रोगी की चिकित्सा करता है, इसलिए आयुर्वेद लाक्षणिक नहीं सांस्थानिक चिकित्सा पद्धति है। आयुर्वेद में प्रयुक्त होने वाली प्रत्येक औषधि रसायन का रूप है, रोग-प्रतिरोधक औषधियों व पथ्य आहार का विस्तृत विवरण विश्व को आयुर्वेद की ही देन है।

औषधि चिकित्सा के साथ-साथ दिनचर्या*, प्रातःजागरण, प्रातः खाली पेट जल-सेवन की विधि, मल त्याग की विधि, दंतधावन (दाँत साफ करने की वैज्ञानिक-विधि), शरीर की मालिश तथा व्यायाम से लेकर वस्त्र व आभूषण धारण आदि का विस्तृत विवरण भी आयुर्वेद में किया गया है। इसी तरह से रात्रिचर्या*, रात्रि में सोने का समय, रात्रि-भोजन तथा आचार आदि का भी सम्यक् वर्णन आयुर्वेद में किया गया है।

विभिन्न ऋतुओं के अनुसार किए जाने वाले आचरण, खान-पान, रहन-सहन आदि का विस्तृत उल्लेख भी आयुर्वेद में प्राप्त होता है। जिसके अनुसार आहार-विहार अपनाने से स्वास्थ्य की रक्षा होती है तथा मनुष्य रोगों से बचा रहता है।

जीवन में स्वस्थ तथा सुखी रहने के लिए धर्म, अर्थ, काम तथा मोक्ष का वर्णन भी आयुर्वेद में प्राप्त होता है। प्रत्येक मनुष्य का आचरण कैसा होना चाहिए?, व्यवहार की मर्यादाएं क्या हैं? इत्यादि सामाजिक, पारिवारिक, राष्ट्रीय, अध्यात्मिक एवं वैश्विक विचारों का समावेश भी आयुर्वेद में किया गया है, किस

---

* इसके संदर्भ में विस्तृत जानकारी हेतु संस्था द्वारा प्रकाशित '**आयुर्वेद सिद्धान्त रहस्य**' नामक पुस्तक का अध्याय पाँच (स्वस्थवृत्त, दिनचर्या एवं ऋतुचर्या) देखें।

तरह के आचरण से दूर रहना चाहिए, मार्ग-गमन, स्वभाव, व्यवहार, बैठने की विधि, देखने की विधि क्या है, अमर्यादित आचरण से कैसे बचें? आदि विषयों का भी समायोजन किया गया है। सामान्य आचार-विचार, किससे मित्रता करें, किससे मित्रता न करें, किसके साथ कैसे बोलें, कितना बोलें, सरल व सहज कैसे रहें, निरभिमानी होकर अपने चरित्र, स्वभाव एवं प्रकृति को ठीक रखते हुए, दूसरों के दु:ख में शामिल होना तथा अपने सुख में दूसरों को शामिल करना भी आयुर्वेद सिखाता है। इसलिए आयुर्वेद भारतीय परम्परा एवं सम्पूर्ण मानव जीवन का शास्त्र तथा जीवन-दर्शन है।

जीवन में आहार का महत्त्व*

(आयुर्वेद के अनुसार आहार एवं पथ्यापथ्य का वर्णन)

आयुर्वेदानुसार सुस्वास्थ्य के लिए आहार को महत्त्वपूर्ण माना गया है, अतः व्यक्ति को स्वस्थ रहने के लिए आहार से सम्बन्धित ज्ञान का होना अत्यावश्यक है।

उत्तम स्वास्थ्य के निर्धारक तत्त्वों में आहार प्रमुख है। युक्ति संगत आहार के बिना स्वस्थ रहना असम्भव है। हमारे उपनिषद् आदि ग्रन्थों में तो आहार को ही जीवन कहा गया है- 'अन्नं वै प्राणाः।' वास्तव में आहार स्वयं में औषधि है। इससे शरीर के दोष, धातु और मलों का प्रीणन (पोषण) और प्राणों का आप्यायन (वृद्धि व पुष्टि) होता है। इसके विज्ञान को जानकर हम अनेक व्याधियों की चिकित्सा कर सकते हैं। आहार का प्रभाव केवल शरीर पर ही नहीं मन पर भी समान रूप से पड़ता है। लोकप्रसिद्ध भी है- जैसा खाएं अन्न, वैसा बने मन। स्पष्टतः आहार हमारे शरीर व इन्द्रियों को पुष्ट करता है, प्राणों को बलवान् बनाता है और अन्ततोगत्वा मन की प्रवृत्तियों का भी पोषण करता है।

आहार हमारे स्वास्थ्य के लिए तभी हितकर सिद्ध होगा, जब हम इसका सेवन केवल स्वाद की दृष्टि से न करके स्वास्थ्य की दृष्टि से करेंगें। सदा स्मरण रखना चाहिए कि 'हमारा जीवन खाने के लिए नहीं, अपितु खाना जीवन जीने के लिए है।' एक किंवदंती है कि- ऋषि चरक ने प्रश्न किया- कौन व्यक्ति स्वस्थ रहता है? इसके उत्तर में वाग्भट नामक विद्वान् ने कहा- **'हितभुक्, मितभुक्, ऋतभुक्'**- अर्थात् अपनी प्रकृति के अनुसार हितकारी, उचित मात्रा में और उचित प्रकार से कमाया (अर्जित) भोजन करने वाला व्यक्ति ही स्वस्थ रहता है। इसके विपरीत भोजन करने वाला अनेक कष्टकर रोगों से ग्रस्त हो जाता है। अपनी जीभ पर नियन्त्रण रखने वाला जितेन्द्रिय व्यक्ति ही ऐसा आचरण कर सकता है। आहार सेवन के लिए कुछ विशेष बातें चरक ऋषि ने बताई है; जिन्हें आदर्श आहार-संहिता कहा गया है।

- भोजन स्निग्ध (उचित मात्रा में शुद्ध तैल, घृतादि से युक्त) होना चाहिए।
- भोजन ताजा व गुनगुना होना चाहिए न कि डिब्बाबन्द पैक व सड़ा-गला।
- भोजन सुन्दर, एकान्त व शान्त स्थान पर बैठ कर करना चाहिए।
- उच्च स्वरयुक्त (गाना बजाना, टीवी तथा वाद्ययन्त्र) वाले स्थान पर बैठकर

* आहार का विस्तृत विवरण संस्था द्वारा प्रकाशित **'आयुर्वेद सिद्धान्त रहस्य'** नामक पुस्तक (अध्याय-6 व 7) में देखें।

भोजन नहीं करना चाहिए।

- भोजन करते समय बात नहीं करना चाहिए।
- उचित आसन पर पालथी मारकर, बैठकर भोजन करना उत्तम माना गया है।
- हमेशा शान्त व प्रसन्न मन से भोजन ग्रहण करना चाहिए। भोजन करते समय भोजन के प्रति प्रशंसा का भाव व सकारात्मक सोच रखनी चाहिए।
- भोजन का समय निश्चित होना चाहिए। शास्त्र में लिखा भी गया है कि 'कालभोजनम्, आरोग्यकराणाम्' अतः प्रातः, दोपहर व रात्रि में सही समय पर शरीर की आवश्यकतानुसार व उचित मात्रा में भोजन ग्रहण करना चाहिए।
- भोजन को चबा-चबाकर, धीरे-धीरे खाना चाहिए। इससे भोजन का सही पाचन होता है।

इस प्रकार पथ्य और उचित आहार लेने वाला व्यक्ति पहले तो रोगी ही नहीं होता, यदि किसी कारणवश रोगी हो भी जाए, तो परहेज पूर्वक भोजन से रोग बढ़ता नहीं और स्वतः ठीक हो जाता है। इस प्रकार औषधि की आवश्यकता नहीं होती। इसके विपरीत यदि मनुष्य अच्छी से अच्छी औषधि का सेवन तो करता है, परन्तु पथ्य-परहेज नहीं करता, तो भी रोग ठीक नहीं होता, उसकी औषधि व्यर्थ हो जाती है। गलत आहार-विहार (अपथ्य) रोग बढ़ाने में कारण है और कारण को दूर किए बिना रोग नष्ट नहीं हो सकता। इसीलिए आयुर्वेद में कहा गया है कि- 'परहेज करने वाले रोगी को औषधि की क्या आवश्यकता? और परहेज न करने वाले रोगी को भी औषधि सेवन से क्या लाभ?'-

पथ्ये सति गदार्त्तस्य किमौषधनिषेवणैः।
पथ्येऽसति गदार्त्तस्य किमौषधनिषेवणैः॥

इसी बात को दूसरे शब्दों में निम्न श्लोक द्वारा भी प्रकट किया गया है-

विनापि भेषजैर्व्याधिः पथ्यादेव निवर्तते।
न तु पथ्यविहीनस्य भेषजानां शतैरपि॥

अर्थात् औषधि के बिना भी रोग केवल पथ्य-सेवन से दूर हो जाता है; परन्तु यदि रोगी द्वारा अपथ्य छोड़कर पथ्य-सेवन न किया जाए, तो सैकड़ों दवाओं से भी रोग नष्ट नहीं हो सकता।

चरक ऋषि ने भी कहा है कि- 'अन्न प्राणियों के लिए प्राण है,' इसीलिए लोग अन्न की ओर दौड़ते हैं। हमारा वर्णप्रसाद (रंग का निखार), सुन्दर स्वर, जीवन, प्रतिभा, सुख, तुष्टि, पुष्टि, बल और मेधा- ये सभी अन्न पर ही आश्रित हैं।

आयुर्वेद के अनुसार विरुद्धाहार

(जिन पदार्थों के साथ-साथ सेवन से रोग उत्पन्न होने की सम्भावना होती है, उनका विवरण)

आयुर्वेदानुसार जिस प्रकार पथ्य या हितकारी आहार के सेवन से स्वास्थ्य की रक्षा होती है और वात, पित्त व कफ- ये तीनों दोष अपनी सम अवस्था में बने रहते हैं, उसी प्रकार अपथ्य या अहितकारी आहार के सेवन से स्वास्थ्य का नाश और दोषों का प्रकोप होता है। यह आहार भी अनेक प्रकार का हो सकता है। कुछ खाद्य-पदार्थ तो प्रकृति से (स्वभावतः) ही दोषों का प्रकोप करने वाले, रोगकारक, भारी आदि होने से अपथ्य होते हैं, परन्तु कुछ प्राकृतिक रूप से और अकेले तो बहुत गुणकारी और स्वास्थ्य-वर्धक होते हैं, लेकिन जब इन्हीं पदार्थों को किसी अन्य खाद्य-पदार्थ के साथ लिया जाए अथवा किसी विशेष समय या ऋतु में या किसी विशेष वस्तु में पका कर सेवन किया जाए, तो ये लाभ के स्थान पर हानि पहुँचाते हैं और अनेक प्रकार के रोगों का कारण बनते हैं; ये विरुद्धाहार कहलाते हैं; क्योंकि ये रस, रक्त आदि धातुओं को दूषित करते हैं, दोषों को प्रकुपित करते हैं तथा मलों को शरीर से बाहर नहीं निकालते। अनेक बार कुछ गम्भीर रोगों की उत्पत्ति का कोई साफ कारण दिखाई नहीं देता, वस्तुतः उनका कारण विरुद्धाहार होता है; क्योंकि आयुर्वेद में कहा है कि इस प्रकार के विरुद्धाहार का निरन्तर सेवन करते रहने से ये शरीर पर धीरे-धीरे दुष्प्रभाव डालते हैं और धातुओं को दूषित करते रहते हैं। अतः विरुद्धाहार नाना रोगों का कारण बनता है।

ये विरुद्धाहार अनेक प्रकार के होते हैं, जैसे-

- **दूध के साथ**- दही, नमक, मूली, मूली के पत्ते, अन्य कच्चे सलाद, सहिजन, इमली, खरबूजा, बेलफल, नारियल, आम्रातक (आमड़ा), नींबू, लिकुच (बड़हल), करौंदा, कमरख, जामुन, कैथ, पारावत (अम्ल फल), अनार, आँवला, गलगल तोरई, गुड़, तिलकुट, कुलथी, उड़द, मोठ, निष्पाव, कंगु, वनक, सत्तू, तेल तथा अन्य प्रकार के खट्टे फल या खटाई, मछली आदि का सेवन स्वास्थ्य के लिए हानिकारक है।
- **दही के साथ**- खीर, दूध, पनीर, गर्म पदार्थ, व गर्म भोजन, खीरा, खरबूजा, ताड़ फल आदि का सेवन विरुद्धाहार है।
- **खीर के साथ**- कटहल, खटाई (दही, नींबू, आदि), सत्तू, शराब आदि का सेवन विरुद्धाहार है।

- **शहद के साथ**- मकोय (काकमाची), घी (समान मात्रा में पुराना घी), वर्षा का जल, तेल, वसा, अंगूर, कमल का बीज, मूली, ज्यादा गर्म जल, गर्म दूध या अन्य गर्म पदार्थ, कुसुम्भ का साग, शार्कर (शर्करा से बना शरबत) और मैरेय (खजूर से बनी मदिरा), आदि का सेवन विरुद्ध है। शहद को गर्म करके सेवन करना निषिद्ध है।
- **शीतल जल के साथ**- घी, तेल, तरबूज, अमरूद, खीरा, ककड़ी, मूंगफली, चिलगोजा आदि का सेवन विरुद्धाहार है।
- **गर्म जल या गर्म पेय के साथ**- शहद, कुल्फी, आइसक्रीम व अन्य शीतल पदार्थ का सेवन स्वास्थ्य के लिए हानिकारक है।
- **घी के साथ**-समान मात्रा में शहद तथा ठण्डे जल का सेवन स्वास्थ्य के लिए अहितकर है।
- **खरबूज के साथ**- लहसुन, दही, दूध, मूली के पत्ते, पानी आदि का सेवन स्वास्थ्य के लिए हानिकारक है।
- **तरबूज के साथ**- ठण्डे पानी तथा पुदीने का सेवन स्वास्थ्य के लिए हानिकारक है।
- **चावल के साथ**- सिरके का सेवन स्वास्थ्य के लिए अहितकर है।
- **तिल की पिट्ठी के साथ**- उपोदिका (पोई) को पकाकर खाना विरुद्धाहार है।
- **नमक**- अधिक मात्रा में खाना स्वास्थ्य के लिए अति हानिकारक है।
- **अंकुरित धान्य, चने आदि के साथ**- कमल-नाल का सेवन विरुद्धाहार है। कच्चे अंकुरित धान्य के साथ पके हुए भोजन का सेवन भी विरुद्धाहार है।
- **मकोय के साथ**- पिप्पली, काली मिर्च, गुड़ व शहद का सेवन स्वास्थ्य के लिए हानिकारक है। जिस बर्तन में मछली पकाई हो, उसमें रातभर रखे हुए मकोय शाक का सेवन नहीं करना चाहिए।
- **उड़द की दाल के साथ**- मूली का सेवन स्वास्थ्य के लिए हानिकारक है।
- **केला के साथ**- तक्र (मट्ठा) का सेवन स्वास्थ्य के विरुद्ध है।
- **घी**- काँसे के बर्तन में दस दिन या अधिक समय तक रखा हुआ घी विषाक्त

हो जाता है।

♦ **दूध, सुरा, खिचड़ी**- इन तीनों को मिलाकर नहीं खाना चाहिए क्योंकि यह विरुद्धाहार होने से हानिकारक है।

इस प्रकार के विरुद्ध आहार के सेवन से शरीर के धातु और दोष असन्तुलित हो जाते हैं, परिणामस्वरूप अनेक प्रकार के रोग उत्पन्न हो जाते हैं। अतः इन सबका विचार करके ही खाद्य पदार्थों का सेवन करना चाहिए।

विरुद्धाहार से अल्प प्रभावित होने वाले व्यक्ति-

प्राणायाम, योगासन व व्यायाम से रोगप्रतिरोधक क्षमता की वृद्धि होती है। अतः प्रतिदिन व्यायाम करने वाले, घी, दूध आदि स्निग्ध पदार्थों का सेवन करने वाले, तीव्र पाचकाग्नि वाले बलवान् व्यक्ति तथा निरन्तर अभ्यास से जिनके लिए विरुद्धाहार सात्म्य बन गया हो, ऐसे व्यक्तियों पर विरुद्धाहार का विशेष दुष्प्रभाव नहीं होता। अल्प मात्रा में लेने से भी विरुद्धाहार का कुप्रभाव नहीं होता; यदि होता भी है तो आंशिक रूप से ही होता है।

आयुर्वेद के अनुसार आहार के हितकारी संयोग के उदाहरण

जिस प्रकार विरुद्धाहार के सेवन से हानि होती है और अनेक रोग उत्पन्न होने की सम्भावना रहती है, इसके विपरीत कुछ ऐसे खाद्य पदार्थ भी हैं, जिन्हें आपस में मिलाकर खाने से अधिक लाभ होता है तथा इस प्रकार उनका पाचन भी शीघ्र हो जाता है। ये हितकारी संयोग कहे जा सकते हैं। यदि स्वादवश किसी एक पदार्थ का सेवन अति मात्रा में कर लिया जाए, तो उससे अपच हो जाती है या कुछ विकार उत्पन्न हो जाते हैं। ऐसी स्थिति में भी इन हितकारी संयोगों के सेवन से अपच के कारण उत्पन्न विकार दूर हो जाते हैं।

ऐसे हितकारी खाद्य पदार्थों की सूची इस प्रकार है-

खाद्य पदार्थ		**हितकारी संयोग** (जिस वस्तु से पाचन होता है)
उड़द	-	तक्र, खांड
चना	-	मूली
मूंग	-	आँवला
अरहर	-	कांजी

गेहूँ की रोटी	–	ककड़ी
मक्का	–	अजवायन
खिचड़ी	–	सेंधा नमक
पिष्टान्न (गेहूँ आदि के आटे से बने पदार्थ) तथा इनसे बने बड़े आदि	–	शीतल जल/नीम की जड़
दूध	–	मूंग का यूष(सूप)
घी	–	जम्बीरी नींबू का रस
आम	–	दूध
केला	–	घी
नारंगी	–	गुड़
जम्बीरी नींबू	–	नमक
द्राक्षा (अंगूर, किशमिश)		
पिस्ता, अखरोट और बादाम	–	लौंग
आलू	–	तण्डुलोदक
सूरण (जिमींकन्द)	–	गुड़
मिश्री	–	सोंठ
गुड़	–	सोंठ और नागरमोथा
ईख (गन्ना)	–	अदरक

आयुर्वेदोक्त उपरोक्त हितकारी पदार्थों के साथ संयोग होने से उन द्रव्यों का सेवन शरीर के लिए लाभप्रद व गुणों की वृद्धि करने वाला होता है।

भोज्यविशेष के अतिसेवन/अजीर्ण से उत्पन्न विकारों के निवारक द्रव्य

क्र.सं.	खाद्य पदार्थ	अतिसेवन-जन्य विकार	चिकित्सा
1.	खट्टी मलाई	कफकारक	धनिया या इलायची
2.	दधि	कफकारक	जीरा या अदरक
3.	पनीर	पित्तकारक तथा कफप्रकोपक	काली मिर्च, लाल मिर्च

4.	कुल्फी	कफकारक, रक्ताधिक्यकर	लौंग या इलायची
5.	जौ	कफकारक	हल्दी, सरसों के बीज या जीरा
6.	गेहूँ	कफकारक	अदरक
7.	चावल	कफकारक	लौंग या काली मिर्च के दाने
8.	सब्जियाँ (फली वाली)	वातकारक तथा आध्मान (अफारा) करने वाली	लहसुन, लौंग, काली मिर्च, लाल मिर्च
9.	बन्दगोभी	वातकारक	सूरजमुखी के तेल में हल्दी तथा सरसों के बीज के साथ पकाकर सेवन करें।
10.	लहसुन	पित्तकारक	नारियल चूरा तथा नींबू।
11.	हरितक (सलाद)	वातकारक	जैतून तेल का नींबू रस के साथ सेवन।
12.	प्याज	दाहकारक	लवण, नींबू, दधि तथा सरसों के बीज।
13.	आलू	वातकारक	घृत के साथ काली मिर्च के दाने।
14.	टमाटर	कफकारक	नींबू या जीरा।
15.	मक्खनफल व नाशपाती	कफकारक	हल्दी, नींबू, लहसुन या काली मिर्च।
16.	केला	कफकारक	इलायची।

17.	शुष्क फल	रूक्षताकारक या वातकारक	पानी में डुबोकर इन फलों का सेवन।
18.	आम	अतिसारकारक	इलायची का सेवन।
19.	मूंगफली	वातहर तथा पित्तकारक	इसको जल में सम्पूर्ण रात्रि भिगोकर प्रात: सेवन करें।
20.	मूंगफली का मक्खन	गुरु, पित्तकारक, शिर:शूलकारक	अदरक या भुना हुआ जीरा चूर्ण।
21.	विविध मदिरा	उत्तेजक, अवसादक	1/4 चम्मच जीरे के बीज चबाने चाहिये या 1-2 इलायची बीज।
22.	काली चाय	उत्तेजक, अवसादक	अदरक।
23.	कैफीन (कॉफी)	उत्तेजक	जायफल चूर्ण का सेवन, इलायची सेवन।
24.	चॉकलेट	उत्तेजक	इलायची या जीरा।
25.	पापकॉर्न (लावा, फुटेहरा)	रूक्षताकारक तथा वातकारक	इसका घृत के साथ सेवन।
26.	तम्बाकू	पित्त प्रकोपक तथा वातकारक, उत्तेजक	ब्राह्मी, वचा मूल या अजवायन बीज

अत: व्यक्ति को प्रयत्नपूर्वक विरुद्ध आहार से बचना चाहिए, जिससे शरीर में किसी भी तरह के रोगों के उत्पन्न होने की सम्भावना न हो। यदि रोगों की उत्पत्ति हो भी गई तो सावधानीपूर्वक आहार-विहार पर विशेष ध्यान देने से रोगों का शमन हो जाता है।

आयुर्वेदीय-पंचकर्म चिकित्सा (सामान्य ज्ञान)

पंचकर्म शब्द से ही इसका अर्थ स्पष्ट है कि ये पाँच प्रकार के विशेष कर्म हैं। ये शरीर से मलों व दोषों को बाहर निकालते हैं। पंचकर्म-चिकित्सा* आयुर्वेदीय चिकित्सा का एक अत्यन्त महत्त्वपूर्ण अंग हैं, अनेक बार देखा जाता है कि कई प्रकार की औषधियों का सेवन करने पर भी रोग बार-बार आक्रमण करते रहते हैं। इन रोगों से बचाव व इनके उन्मूलन के लिए शरीर के मलों व दोषों को बाहर निकालने वाली (Eliminition Therapy) जो संशोधन की चिकित्सा-प्रक्रिया (Method) है, उसे ही पंचकर्म-चिकित्सा कहा जाता है। पंचकर्म-चिकित्सा से पूर्व जिन कर्मों को किया जाता है, उन्हे पूर्वकर्म कहा जाता है, पूर्वकर्म के अन्तर्गत संशमन एवं संशोधन चिकित्सा की जाती है, उसमें स्नेहन और स्वेदन का विशेष महत्त्व है। ये पाँच कर्म निम्नलिखित हैं-

1. वमन (Emetic therapy)
2. विरेचन (Purgative therapy)
3. नस्य (Inhalation therapy or Errhine)
4. अनुवासन वस्ति (A type of enema)
5. निरूह वस्ति (Another type of enema)

सुश्रुत आदि कुछ आचार्यों ने नस्य के स्थान पर 'रक्तमोक्षण' (Blood letting therapy) को पंचकर्म में गिना है। इन सभी प्रकार के कर्मों को करने से पहले यह देखना आवश्यक होता है कि रोगी शारीरिक और मानसिक दृष्टि से उसके योग्य है भी या नहीं? अन्यथा लाभ के स्थान पर हानि हो सकती है। पंचकर्म से पहले जो कुछ तैयारी की जाती है, उसे 'पूर्वकर्म' तथा बाद में जो कुछ सावधानी व पथ्य-अपथ्य का ध्यान रखना होता है, उसे 'पश्चात् कर्म' कहा जाता है। रोगी के अनुसार विशेष प्रकार की औषधियों का चयन करके ही विशेष विधि (प्रक्रिया) का प्रयोग किया जाता है। अब आगे इन पाँचों कर्मों का संक्षिप्त विवरण दिया जा रहा है।

- कफ के निर्हरण अर्थात् बाहर निकालने के लिए (Elimination) वमन (Emesis) सर्वश्रेष्ठ है।

---

* पंचकर्म की विभिन्न क्रियाओं का प्रयोग रोग एवं रोगी की अवस्था के आधार पर चिकित्सकीय परामर्शानुसार ही करें।

- पित्त के निर्हरण के लिए विरेचन (Purgation) सर्वश्रेष्ठ है।
- वात के निर्हरण के लिए एनिमा या बस्ति (अनुवासन और आस्थापन, दोनों) सर्वश्रेष्ठ है।
- शरीर में कोमलता/मृदुता (Tenderness) लाने के लिए स्वेदन (Fomentation) सर्वश्रेष्ठ है।

वमन–जिस चिकित्सा में उल्टी या वमन (Vomiting) लाने वाली औषधियों का प्रयोग करके आमाशय की शुद्धि की जाती है, उसे वमन कर्म कहते हैं। इस चिकित्सा का प्रयोग अधिक गर्मी व अधिक सर्दी के समय को छोड़कर करने का विधान है।

वमन कर्म उन व्यक्तियों के लिए उपयोगी है, जो कफज और पित्तज रोगों से पीड़ित हैं। इन रोगों के अन्तर्गत खाँसी, श्वास (अस्थमा), जुकाम, कफज ज्वर, जी मिचलाना, भूख न लगना, अपच, टाँसिल्स (गलशुण्डी), रक्ताल्पता (एनीमिया), विष का प्रभाव, शरीर के निचले अंगों से रक्तस्राव, कुष्ठ एवं अन्य चर्मरोग (खुजली, विसर्प आदि), गाँठे व गिल्टी, सूजन, नाक की हड्डी का बढ़ना, मूत्ररोग, ग्रहणी रोग, अतिनिद्रा, तन्द्रा (Drowsiness), शरीर में किसी अंग की वृद्धि, मिर्गी, उन्माद, पतले दस्त, कान का बहना, चर्बी बढ़ना व इससे उत्पन्न रोग, दुष्ट प्रतिश्याय (साइनस) तथा नाक, तालु व होंठ का पकना आदि हैं।

विरेचन–जब आँतों में स्थित मल को गुदा द्वार से बाहर निकालने के लिए औषधियों का प्रयोग किया जाता है, तो इस क्रिया को विरेचन कहते हैं। यह एक महत्त्वपूर्ण संशोधन (Purgation) कर्म है। इसका प्रयोग सामान्यतः शरद्-ऋतु में किया जाता है, परन्तु यदि रोग गम्भीर हो, तो किसी भी ऋतु में इसका प्रयोग किया जा सकता है।

सामान्यतः शरीर में शुद्धि लाने के लिए तो विरेचन-क्रिया का प्रयोग किया ही जाता है, इसके अतिरिक्त पित्त का प्रकोप, आम (आधा पचा अथवा बिल्कुल ना पचा भोजन) से उत्पन्न रोग, अफारा और कुष्ठ जैसे भयंकर चर्म रोगों को दूर करने के लिए भी विरेचन-कर्म का प्रयोग किया जाता है। इसके सम्यक् प्रयोग से इन्द्रियों में शक्ति, बुद्धि में ताजगी, पाचकाग्नि में वृद्धि तथा रक्त, रस आदि धातुओं और शारीरिक बल में स्थिरता आती है।

नस्य-कर्म अथवा शिरोविरेचन–सिर, नेत्र, कान, नाक व गले के रोगों में जो चिकित्सा नाक द्वारा ली जाती है, वह नस्य अथवा शिरोविरेचन कहलाती है।

नस्य शिर से कफ आदि दोषों को बाहर निकालता है। इसके लिए तीक्ष्ण

प्रभाव वाले तेलों अथवा तीक्ष्ण औषधियों के रस या क्वाथ से पकाए गए तेलों का प्रयोग किया जाता है। इसके अतिरिक्त औषधियों के रस या चूर्ण का प्रयोग भी किया जाता है। नस्य का प्रयोग कफज, ऊर्ध्वजत्रु (नाक, कान, गला व सिर) के रोगों में एवं शिर:शूल, स्वरक्षय, पीनस, प्रतिश्याय, शोथ (सूजन), अपस्मार (मिर्गी), कुष्ठ जैसे भंयकर चर्मरोग व अरुचि में किया जाता है।

अनुवासन बस्ति–जिस चिकित्सा-कर्म में गुदामार्ग द्वारा औषधि प्रविष्ट कराई जाती है, उसे बस्ति-कर्म कहते हैं। जिस बस्ति-कर्म में केवल घी, तैल आदि स्नेह द्रव्यों अथवा क्वाथ आदि के साथ अधिक मात्रा में स्नेह पदार्थों का प्रयोग किया जाता है, उसे 'अनुवासन' अथवा 'स्नेहन बस्ति' कहा जाता है।

इसके प्रयोग से कोष्ठ की शुद्धि के साथ-साथ स्निग्धता और स्थानीय कोमलता भी आती है। अनुवासन-बस्ति से शरीर में पुष्टता आती है, शक्ति, स्वास्थ्य व आयु में वृद्धि तथा रंग में निखार आता है।

निरूह बस्ति–जिस बस्ति कर्म में कोष्ठ की शुद्धि के लिए औषधियों के क्वाथ, दूध और तैल का प्रयोग किया जाता है, उसे निरूह बस्ति कहते हैं; क्योंकि यह बस्ति शरीर में वात आदि दोषों और धातुओं को सम स्थिति में स्थापित करने में सहायक है, अत: इसे आस्थापन बस्ति भी कहते हैं।

वातज रोग, उदावर्त (वायु का ऊर्ध्व गमन), वातरक्त (गठिया), विषम ज्वर (मलेरिया), उदर रोग, पेट में अफारा, मूत्राशय में पथरी, शूल, अम्लपित्त (Hyperacidity), मन्दाग्नि, मूत्र में रुकावट, हृदय रोग, प्रमेह, रक्त प्रदर तथा कब्ज जैसे रोगों से पीड़ित व्यक्ति को निरूह बस्ति देनी चाहिए।

सुस्वास्थ्य के लिए योगाभ्यास एवं षट्कर्म

आयुर्वेद शास्त्र की तरह ही योग शास्त्र भी एक बहुआयामी एवं बहुत ही व्यापक शास्त्र है। इसलिए जो योग के सम्पूर्ण ज्ञान विज्ञान व अभ्यास को पूर्ण कर दक्षता प्राप्त करना चाहते हैं, उन्हें योगशास्त्रों का गहन अध्ययन व योग में दक्षता किसी योगगुरु के सानिध्य में प्राप्त करनी चाहिए, परन्तु जन सामान्य के ज्ञान के लिए व्यावहारिक रूप से जिस क्रियात्मक योगाभ्यास के द्वारा श्रद्धेय स्वामी रामदेव जी ने करोड़ों लोगों को आरोग्य देकर एक विश्वकीर्तिमान स्थापित किया है, उस योग के क्रियात्मक व्यावहारिक पहलू को संक्षेप में हम यहां प्रस्तुत कर रहें हैं।* यद्यपि रोगोपचार की दृष्टि से योग के आसन, मुद्राएं, क्रियाएं तथा षट्कर्म भी उपयोगी हैं, लेकिन करोड़ों रोगियों पर अपने अनुभव के आधार पर हम इस निष्कर्ष पर पहुंचे हैं कि अधिकतम रोगों का उपचार मात्र मुख्य 8 प्राणायाम एवं 12 आसनों के द्वारा ही हो जाता है तथा एलोपैथी की दवाओं एवं ऑपरेशन के बिना अधिकांश रोगों से छुटकारा मिल जाता है। विशेष परिस्थितियों में कुछ अन्य प्राणायाम व आसनों का भी अभ्यास किया जा सकता है। योग द्वारा त्रिदोषों का संतुलन व त्रयोदश अग्नियों का नियमन, अष्टधातुओं का पोषण तथा स्रोत-शुद्धि के साथ साथ शरीर, इन्द्रियों व मन की पूर्ण शुद्धि तथा आत्मबोध की प्राप्ति होती है। आयुर्वेद शास्त्र में इस अवस्था को पूर्ण आरोग्य या स्वास्थ्य कहा गया है।

आयुर्वेद में शरीर को स्वस्थ रखने हेतु शारीरिक व्यायाम को बहुत महत्त्वपूर्ण माना गया है, परन्तु आयुर्वेद व योग के ग्रन्थों में जहाँ-जहाँ शारीरिक व्यायाम व अन्य क्रियाओं की बात की जाती है, वहाँ पर त्रिदोषों के शमन व उनको सम (बैलेंस में) रखने की चर्चा सर्वत्र नहीं होती है।

परन्तु आयुर्वेद के जिज्ञासु को यह ज्ञान होना चाहिए कि शरीर में जिस तरह

* विस्तृत विधि हेतु दिव्यप्रकाशन, दिव्य योग मंदिर (ट्रस्ट), पतंजलि योगपीठ, हरिद्वार से प्रकाशित स्वामी रामेदव जी की पुस्तक 'प्राणायाम रहस्य' व 'योग साधना एवं योग चिकित्सा' देखें या किसी योग्य गुरु के सान्निध्य में भी उक्त क्रियाओं का प्रशिक्षण करें।

औषधियों के द्वारा विषम दोषों को सम किया जाता है ठीक उसी तरह व्यायाम द्वारा भी विषम दोषों को सम किया जाता है, जो दोष सम हैं उन्हें विषम होने से रोकने के लिए भी विविध तरह के योगाभ्यास, सूर्यनमस्कार, व्यायाम व प्रातः भ्रमण आदि क्रियाओं को किया जाता है।

रोगोपचार व शरीर की शुद्धि के लिए षट्कर्म के अन्तर्गत नेति, धौति व वमन तथा शंख प्रक्षालन आदि क्रियाओं द्वारा शरीर शोधन किया जाता है। क्रियाओं के अभ्यास भी किए जा सकते हैं, परन्तु उक्त क्रियाओं को किसी योग्य गुरु के संरक्षण में किया जाना चाहिए।

अन्तःस्रावी ग्रन्थियों को प्रभावित करने वाले आसन

1. **पिनियल**- शीर्षासन, सर्वाङ्गासन, वृक्षासन आदि।
2. **पिट्युटरी**- शीर्षासन, सर्वाङ्गासन, वृक्षासन आदि।
3. **थायराइड**- सर्वाङ्गासन, हलासन, मत्स्यासन आदि।
4. **पैन्क्रियाज़**- मत्स्येन्द्रासन, चक्रासन, मत्स्येन्द्रासन आदि।
5. **वृक्क**- भुजंगासन, योगमुद्रासन, मत्स्येन्द्रासन आदि।
6. **अधिवृक्क**- मयूरासन एवं वृक्क पर प्रभाव वाले।
7. **जनन ग्रन्थियाँ**- वज्रासन, सिद्धासन, शलभासन, उत्तानपादासन आदि।

विभिन्न व्याधियों में प्रयुक्त होने वाले आसन

रोग एवं लक्षण	**आसन**
मोटापा	पश्चिमोत्तानासन, चक्रासन, गोमुखासन, मत्येन्द्रासन, धनुरासन, हस्तपादासन आदि।
अस्थि सन्धि विकार एवं कटिशूल	वीरासन, भुजंगासन, शलभासन, धनुरासन, वज्रासन, मत्स्यासन, सुप्त वज्रासन आदि।
उच्चरक्तचाप	शवासन, पद्मासन (में ध्यान), स्वस्तिकासन आदि।
निम्नरक्तचाप	सर्वाङ्गासन, शीर्षासन, भुजंगासन, योगमुद्रासन आदि।
श्वसन-विकार, फुफ्फुस विकार, जीर्ण कास	भुजंगासन, सर्वाङ्गासन, पश्चिमोत्तानासन, मत्स्यासन, वज्रासन, सिंहासन आदि।
मधुमेह	मयूरासन, भुजंगासन, मत्स्येन्द्रासन, गोमुखासन, चक्रासन आदि।

अजीर्ण, मन्दाग्नि एवं अम्लपित्त	वज्रासन, वीरासन, पवनमुक्तासन, उत्तानपादासन, मयूरासन, अर्धमत्स्येन्द्रासन, गोमुखासन आदि।
विबन्ध एवं वायु विकार	पवनमुक्तासन, जानुशिरासन, भुजंगासन, धनुरासन, उत्तानपादासन आदि।
मस्तिष्क विकार, अनिद्रा, चित्तोद्वेग आदि	शवासन, शीर्षासन, विपरीतकरणी, योगमुद्रासन, पद्मासन, स्वस्तिक़ासन आदि।
रजोविकृति, गर्भाशय विकृति	शलभासन, वीरासन, उत्तानपादासन, पश्चिमोत्तानासन, मत्स्यासन, सुप्त वज्रासन आदि।
अर्श, सिरा कुटिलता	शीर्षासन, सर्वाङ्गासन, हलासन, उत्तानपादासन आदि।

विभिन्न व्याधियों में प्रयुक्त होने वाले प्राणायाम

भ्रस्त्रिका-प्राणायाम- सर्दी, जुकाम, एलर्जी, श्वास रोग, दमा, पुराना नजला, साइनस, थायराइड, टॉन्सिल, गले के समस्त रोग आदि विकारों में लाभ होता है।

शरीर के विषाक्त तथा विजातीय द्रव्यों का निष्कासन होता है व हृदय तथा मस्तिष्क को शुद्ध प्राणवायु मिलने से आरोग्य लाभ होता है।

कपालभाति-प्राणायाम- समस्त कफज विकार दमा, एलर्जी, साइनस, मोटापा, मधुमेह, गैस, कब्ज़, अम्लपित्त, वृक्क तथा प्रोस्टेट से सम्बन्धित विकार, आमाशय, अग्नाशय तथा यकृत्-प्लीहा विकारों में लाभ होता है।

बाह्य-प्राणायाम- स्वप्नदोष, शीघ्रपतन आदि धातु विकारों तथा उदर रोग, गुदभ्रंश, अर्श, फिशर, भगन्दर, योनिभ्रंश, बहुमूत्र एवं यौन रोगों में लाभ प्रदान करता है। इससे जठराग्नि प्रदीप्त होती है।

उज्जायी-प्राणायाम- जीर्ण प्रतिश्याय, पुरानी खांसी, थायराइड ग्रन्थि की अल्प तथा अति क्रियाशीलता से उत्पन्न विकार, हृदय रोग, फुफ्फुस एवं कण्ठ-विकार, अनिद्रा, मानसिक तनाव, टॉन्सिल, अजीर्ण, आमवात, जलोदर, क्षय तथा ज्वर में लाभ प्रदान करता है।

अनुलोम-विलोम- कैंसर, श्वित्र आदि त्वचा-विकार, सोरायसिस, मस्क्युलर डिस्ट्रॉफी, एस. एल. ई., नपुंसकता, एड्स, जुकाम, अस्थमा, खांसी, टॉन्सिल आदि कफज विकार तथा कॉलेस्ट्रालजन्य-विकारों में लाभ होता है।

भ्रामरी-प्राणायाम- कैंसर, अवसाद, आधाशीशी का दर्द, हृदय-विकार, नेत्र रोग, मानसिक तनाव, उत्तेजना तथा उच्चरक्तचाप आदि में लाभप्रद होता है।

उद्‌गीथ-प्राणायाम- श्वास आदि कफज-विकारों में लाभप्रद।

प्रणव-प्राणायाम- अवसाद आदि मानस-विकारों में लाभप्रद।

विभिन्न व्याधियों में प्रयुक्त षट्कर्म की क्रियाएं

षट्कर्म की क्रियाएं स्थूल शरीर को शुद्ध करती हुई सूक्ष्म शरीर के शुद्धिकरण में अत्यन्त सहायक हैं। इन क्रियाओं के अभ्यास से कफज-विकार, वातज-विकार, पित्तज-विकार, कुष्ठ रोग, उदर रोग, फुफ्फुस-विकार, हृदय एवं वृक्क की विकृतियां दूर होती हैं।

नेति (जलनेति, सूत्रनेति तथा घृतनेति)- मुख्यतया नासा मार्ग के शोधन हेतु इसका प्रयोग किया जाता है। नेंति के अभ्यास से नासा-विकार, कण्ठ-विकार, दृष्टि-विकार, नेत्रदाह, नेत्रशोथ, नासाशोथ आदि ऊर्ध्वजत्रुगत विकारों में लाभ होता है तथा कपाल का शोधन होता है।

धौति (वमनधौति, वस्त्रधौति, दण्डधौति तथा कुंजरक्रिया)- प्रधानतया उदर शोधन के लिए इसका प्रयोग किया जाता है। धौति के अभ्यास से अम्लपित्त, अग्निमांद्य, अरुचि, श्वास-कास, दमा, प्लीहा-विकार, गुल्म, कुष्ठ, जीर्ण जठरशोथ आदि विकारों में लाभ होता है।

शंखप्रक्षालन- इसके प्रयोग से उदर रोग, कब्ज़, मन्दाग्नि, अम्लपित्त, मधुमेह, श्वास, हृदय रोग, शिर:शूल, जिह्वा-विकार, नेत्र-विकार आदि विकारों में लाभ होता है।

बस्ति (जलबस्ति, पवनबस्ति)- प्रधानतया पक्वाशय शोधन के लिए इसका प्रयोग किया जाता है। इससे बड़ी आँत की शुद्धि होती है तथा धातु-विकार, विबन्ध व स्वप्नदोष में लाभ होता है।

नोट:- अर्श, भगन्दर, आन्त्रव्रण एवं गुदशोथ में इसका प्रयोग नहीं करना चाहिए।

त्राटक- प्रधानत: नेत्रगत मल एवं प्रकुपित कफ के शोधन हेतु इसका प्रयोग किया जाता है। इसके प्रयोग से नेत्रगोलक की मांसपेशियों को बल मिलता है, दृष्टिशक्ति बढ़ती है और आलस्य, निद्रा आदि का शमन होता है।

नौलि (मध्यनौलि, दक्षिणनौलि एवं वामनौलि)- उदरगत अवयवों एवं मांसपेशियों का उत्तम व्यायाम होता है। इसके अभ्यास से पाचन क्रिया में सुधार होता है। मासिक-धर्म के विकारों एवं जननेन्द्रिय-विकारों में इसका अभ्यास बहुत हितकर है।

नोट:- आन्त्रक्षय, आन्त्रशोफ, उण्डुकपुच्छशोथ तथा उदरशोथ एवं गर्भवती स्त्रियों में इसका प्रयोग वर्जित है।

विशेष ध्यान देने योग्य बातें

1. सभी यौगिक क्रियाओं का अभ्यास विधि व समयबद्ध रूप से मध्यम-गति व शारीरिक क्षमतानुसार करना चाहिए, अत्यधिक जोर नहीं लगाना चाहिए।
2. योगासन व प्राणायाम के लिए स्वच्छ वायु युक्त, हवादार स्थान सर्वोत्तम होता है। (अधिक सर्दी के समय अपनी सहनशक्ति के अनुसार कमरे के न्यूनतम तापमान पर अभ्यास कर सकते हैं।
3. सभी व्यायाम व योगासन प्रातः खाली पेट करना उत्तम है। यदि सायंकाल करना हो तो भोजन के 4 घण्टे बाद ही करना चाहिए।
4. डिस्क संबंधी समस्या में एवं कमर व पीठ के दर्द की स्थिति में आगे झुकने वाले आसनों का अभ्यास नहीं करना चाहिए।
5. हार्निया, पेट की सर्जरी/ चोट के पश्चात् तीव्र हृदयरोग व अन्य अल्सर आदि जीर्ण रोगों से ग्रसित व्यक्तियों को पीछे झुकने वाले या पेट में खिंचाव या दबाव पैदा करने वाले अभ्यासों को नहीं करना चाहिए।
6. आयुर्वेद में मुख्यतया तीनों दोषों (वात, पित्त, कफ) का प्रकुपित होना या विषम होना रोगोत्पत्ति का कारण माना गया गया है, तीन दोषों का सम्बन्ध विविध शरीरगत तन्त्र व संस्थानों से है। इसलिए सही ढंग से नियमानुसार आसन, प्राणायाम, ध्यान व व्यायाम करने से तीनों दोषों को सम अवस्था में ठीक रखा जा सकता है।

प्राकृतिक चिकित्सा
(परिचय एवं सामान्य उपचार)

आयुर्वेद का मुख्य उद्देश्य स्वस्थ व्यक्ति के स्वास्थ्य की रक्षा करना है, उसके अनुसार प्रकृति के नियमों को समझकर उनका पालन कर स्वस्थ रहा जा सकता है। उस स्वास्थ्य की प्राप्ति के लिए जो उपाय किए जाते हैं, उन उपायों को प्राकृतिक चिकित्सा कहते हैं। प्राकृतिक चिकित्सा मूलतः आयुर्वेद के स्वस्थवृत्त सिद्धान्त पर आश्रित है अर्थात् विकार प्रशमन के लिए उचित आहार, विहार व व्यवहार के पालन को हम प्राकृतिक चिकित्सा कह सकते हैं तथा संचित मलों और दोषों को दूर करने के एक प्रामाणिक उपाय के रूप में हम इसे अपना सकते हैं। प्राकृतिक चिकित्सा शरीर की जीवनीय शक्ति को जगाकर आरोग्य प्रदान करती है। प्रकृति के नियमों के अनुसार संतुलित, संयमित आहार-विहार एवं व्यवहार का पालन करने से व्यक्ति स्वस्थ रहता है तथा प्रकृति के नियमों का उल्लंघन करने से व्यक्ति रोगी हो जाता है। रोगग्रस्त होने पर पंच-महातत्त्वों से सृजित शरीर को मिट्टी, पानी, धूप, हवा, आकाश तथा प्रार्थना के द्वारा सम्यक् उपचारित करके आरोग्य का प्रकाश फैलाया जाता है। प्राकृतिक-चिकित्सा एवं प्राकृतिक जीवन-शैली शरीर की नैसर्गिक शक्ति को उद्घाटित करके स्वास्थ्य प्रदान करती है। उसके लिए जो विधाएं प्रचलन में है उनका संक्षिप्त किन्तु प्रमाणिक विवरण यहाँ दिया जा रहा है।

पंच-तत्त्व चिकित्सा

पंच-तत्त्व चिकित्सा के अन्तर्गत मिट्टी, वायु, जल आदि का प्रयोग किया जाता है। आकाशतत्त्व-चिकित्सा के अन्तर्गत अर्द्धदिवसीय, एकदिवसीय, साप्ताहिक, अल्प तथा दीर्घकालिक फलोपवास, रसोपवास, जलोपवास, मौन, ध्यान, प्रार्थना तथा चिकित्सकीय सम्भाषण आदि आते हैं।

जलतत्त्व-चिकित्सा के अन्तर्गत एनिमा, कटि, रीढ़, पैर, सिर, बांह आदि अंगों के स्नान, वाष्पस्नान तथा संवृताकार स्नान आदि का समावेश किया गया है।

पृथ्वीतत्त्व-चिकित्सा के अन्तर्गत आमाशय, लीवर, पेडू, अग्न्याशय, जोड़ों, नेत्र, कपाल, सिर आदि की साफ सुथरी मिट्टी की गीली पट्टियां, सर्वांग मिट्टी का लेप, बालू स्नान आदि का समावेश किया गया है।

अग्नितत्त्व के अन्तर्गत सूर्यचिकित्सा तथा रंगीन रश्मि चिकित्सा आदि व वायु चिकित्सा के अन्तर्गत बाह्य वायु स्नान, दीर्घ श्वसन तथा भांति-भांति के

प्राणायाम और आहार-चिकित्सा के अन्तर्गत शोधक, संतर्पक तथा पोषक आहार का प्रयोग किया जाता है।

विभिन्न रोगों में स्वानुभूत निसर्गोपचार

1. दमा, श्वास, कास, स्वरभेद आदि रोगों में एनिमा, औषधि-सिद्ध तैल से छाती, पीठ व गले की मालिश, सुखोष्ण जल से स्नान, वाष्प-स्नान, सूर्य-स्नान, रसोपवास, फलोपवास एवं पोषक आहार के सेवन से लाभ होता है।
2. अतिसार, अग्निमांद्य, अरुचि, संग्रहणी, कोलाइटिस, अजीर्ण, अम्लपित्त, अफारा, विबन्ध आदि में पेड़ू पर मिट्टी की पट्टी, एनिमा, कटिस्नान, मालिश, रसोपवास, रुचिकारक शोधक-आहार, कुंजर-क्रिया तथा नाशपाती, बेल, ग्वारपाठा तथा आंवला आदि संतर्पक एवं पोषक आहार का सेवन करने से लाभ होता है।
3. ज्वर में नीम के पानी का एनिमा, स्पंजबाथ, रसाहार, ज्वरनाशक शोधक-आहार आदि के प्रयोग से लाभ होता है।
4. यकृत्-विकारों में नीम के पानी का एनिमा, कटिस्नान तथा फलों के रस के सेवन से लाभ होता है।
5. उच्चरक्तचाप में नींबू के रस एनिमा, वैज्ञानिक मालिश, पाद स्नान, भापस्नान, धूपस्नान आदि क्रियाओं का प्रयोग तथा संतुलित एवं पोषक आहार के सेवन से लाभ होता है।
6. सामान्य एवं असामान्य कैंसर वाली गांठों में मिट्टी की पट्टी, नीम के पानी का एनिमा, गांठ पर हल्दी तथा घृतकुमारी मिश्रित मिट्टी की पुल्टिस, ठण्डा कटिस्नान, रीढ़स्नान, कैंसरनाशक गिलोय, नीम एवं गेहूँ के ज्वारे का रस, गहरे हरे, लाल, पीली तथा नारंगी रंग की सब्जियों व फलों का सेवन तथा अंकुरित अनाज आदि का सेवन करने से लाभ होता है।
7. मोटापे में मिट्टी की पट्टी, मिट्टी का सर्वांग लेप, एनिमा, मडपूल में तैरना, मिट्टी की मालिश, सूर्यतप्त रेत स्नान, ठण्डा-गर्म कटिस्नान, वाष्पस्नान, नींबू रस मिश्रित जल का सेवन, सुखोष्ण जल का सेवन तथा उपवास आदि करने से लाभ होता है।
8. अस्थिशूल, सन्धिशूल, स्क्लेरोडर्मा, कटिशूल, गृध्रसी, पक्षाघात, वातरक्त तथा गठिया आदि व्याधियों में नीम के पानी का एनिमा, वाष्पस्नान, मृदु मालिश, अण्डरवाटर मसाज, रेत स्नान, पादस्नान, वातनाशक पत्रों से निर्मित पुल्टिस के सेक तथा पोषक एवं शोधक आहार का सेवन करने से लाभ होता है।

9. नपुंसकता तथा शुक्राल्पता में नीम के पानी का एनिमा, रीढ़, पेडू एवं पिण्डलियों की मालिश, वृषण पर मिट्टी का लेप, ठण्डा कटिस्नान, मेहनस्नान, धूपस्नान तथा संतर्पक एवं पोषक आहारों का सेवन करने से विशेष लाभ होता है।

10. ओजक्षय (AIDS) में प्रतिरोधक क्षमता के अनुसार मिट्टी की पट्टी, एनिमा, कटिस्नान, सूर्यस्नान तथा रोगप्रतिरोधक क्षमतावर्धक शोधक व संतर्पक आहार के सेवन से विशेष लाभ होता है।

11. श्वेतप्रदर, रक्तप्रदर, गर्भाशय की गांठ, अतिमासिक स्राव, मासिक विकार, गर्भपात या गर्भस्राव आदि में मिट्टी की पट्टी, मालिश, नीम के पानी का एनिमा, नीम के पानी से योनि का प्रक्षालन, कटिस्नान, वाष्पस्नान, रसाहार, शोधक तथा पोषक-आहार का सेवन करने से लाभ होता है।

12. मुंहासे में मिट्टी की पट्टी, नीम के पानी से चेहरे का प्रक्षालन, शहद तथा नींबू के रस की मालिश, वाष्पस्नान, कटिस्नान आदि क्रियाओं के प्रयोग से तथा शोधक व पोषक आहार का सेवन करने से लाभ होता है।

13. प्रमेह, शुक्रमेह, स्वप्नदोष, शीघ्रवीर्यपात, अण्डाणु एवं शुक्राणु दोष, नपुंसकता तथा बांझपन आदि में एनिमा, गर्म-ठण्डा सेक, मिट्टी की पट्टी, कमर, नितंब व कंधे की मालिश, मेहन स्नान, रीढ़स्नान, कटिस्नान, सर्वांग मिट्टी का लेप, सूर्यस्नान आदि क्रियाओं तथा संतुलित व पोषक-आहार के सेवन से विशेष लाभ होता है।

14. मल्टीपल स्क्लेरोसिस, एस.एल.ई. तथा ऑटो इम्युन डिजीज़ में प्रतिरोधक क्षमता को बढ़ाने वाले उपचार एवं आहार-विहार, मिट्टी की पट्टी, एनिमा, रोगग्रस्त अंगों की स्थिति के अनुसार मृदु मालिश, वाष्पस्नान आदि से विशेष लाभ होता है।

15. वेरीकोज़ वेन में मिट्टी की पट्टी, मृदु वाष्पस्नान आदि से लाभ होता है।

16. हार्निया में मिट्टी की पट्टी, एनिमा, कटिस्नान, वाष्पस्नान, गर्म पादस्नान, धूपस्नान तथा आसनों के प्रयोग से लाभ होता है।

17. अक्षिशूल, शिर:शूल तथा सर्वांगशूल आदि में क्रमशः ठण्डे व गर्म सेक से लाभ होता है।

18. आधासीसी, जीर्ण शिर:शूल, तनाव, अवसाद आदि मानसिक बीमारियों में जलनेति, सूत्रनेति, स्नेहनेति, मिट्टी की पट्टी, सिर व ग्रीवा की मालिश, सर्वांग मिट्टी का लेप, रसोपवास, फलोपवास व जलोपवास तथा पोषक एवं संतुलित आहार के सेवन से विशेष लाभ होता है।

19. वृक्कनिष्क्रियता तथा वृक्क सम्बन्धित अन्य विकारों में पेडू व वृक्क पर गर्म-ठण्डा सेक, मालिश, नीम के पानी का एनिमा, कटिस्नान, वाष्पस्नान, धूपस्नान आदि क्रियाओं से लाभ होता है।
20. सोरायसिस, एग्जीमा आदि चर्मरोगों में मिट्टी की पट्टी, नीम के पानी का एनिमा, वाष्पस्नान, धूपस्नान तथा विषनिष्कासक एवं शोधक आहारों के सेवन से लाभ होता है।

उपर्युक्त विकारों में रोगी की स्थिति के अनुसार पूर्ण या आंशिक उपवास तथा पोषक व संतुलित आहार का प्रयोग करना चाहिए। योग व प्राकृतिक चिकित्सा एक-दूसरे के पूरक है; अतः उपर्युक्त विकारों में षट्कर्म, प्राणायाम एवं ध्यान का प्रयोग अति आवश्यक है। प्राकृतिक चिकित्सा की विभिन्न विधियों का प्रयोग करने से व्यक्ति आजीवन रोगमुक्त होकर सुखमय जीवन व्यतीत करता है।

स्वास्थ्य-रक्षक आरोग्य-सूत्र
(स्वस्थ जीवन की प्राप्ति हेतु विशिष्ट उपाय)

अगर मनुष्य अपनी दिनचर्या को नियमित रखे और छोटे-छोटे तथ्यों का ध्यान रखे और उनका पालन करे तो सुखमय मानसिक एवं शारीरिक स्वास्थ्य की प्राप्ति कर दीर्घायु को प्राप्त कर सकता है।

- जीवन की स्थिरता के लिए प्राकृतिक, सात्त्विक व सहज प्राप्त अन्न (भोजन) सर्वश्रेष्ठ है।
- शरीर में समता व प्रसन्नता लाने के लिए समुचित रूप में जल का सेवन करना उत्तम है।
- शरीर में दृढ़ता व स्फूर्ति लाने के लिए शारीरिक व्यायाम सर्वश्रेष्ठ उपाय है।
- सब रोगों की एक मात्र निर्विवाद, प्रामाणिक, वैज्ञानिक व प्रभावशाली अनुभूत सर्वश्रेष्ठ औषधि प्राण (प्राणायाम) है।
- समय पर सात्त्विक व संतुलित भोजन करना आरोग्य का सबसे बड़ा मंत्र है।
- वर्जनीय (दूर से त्याज्य) जनों में, नास्तिक अर्थात् आत्मा-परमात्मा, कर्मफल एवं पुनर्जन्म में विश्वास न करने वाला व्यक्ति प्रथम स्थान पर आता है।
- व्याधिविनाश के लिए लंघन (उपवास) सर्वश्रेष्ठ है- **'लंघनं परमौषधम्।'**
- पाचन शक्ति के अनुसार भोजन करने से जठराग्नि की वृद्धि होती है।
- आवश्यकता से अधिक भोजन करने से अजीर्ण उत्पन्न होता है तथा स्वास्थ्य की हानि होती है।
- समय पर भोजन करने से स्वास्थ्य की रक्षा तथा बल की वृद्धि होती है।
- अनियमित भोजन करने से पाचन-शक्ति में अनियमितता उत्पन्न होती है तथा स्वास्थ्य की हानि होती है।
- उपवास (सप्ताह में एक बार) करने से शरीर के आमदोष आदि विषैले तत्त्वों का शमन होता है।
- लम्बे समय तक उपवास रखने से स्वास्थ्य की क्षति होती है।
- भोजन से तुरन्त पहले एवं तुरन्त बाद में जल पीने से जठराग्नि मंद होती है।
- अधिक मात्रा में ठण्डे पेय पदार्थ पीने से शरीर की रोग प्रतिरोधक क्षमता कम होती है तथा कफ अधिक मात्रा में बनता है।

- तांबे के पात्र में रखे जल का सेवन यकृत् व प्लीहा के लिए लाभप्रद होता है।
- ताजी हवा व स्वस्थ वातावरण थकान को दूर कर शरीर में ताजगी व स्फूर्ति उत्पन्न करता है।
- दिन में भोजन के बाद सोने से कफ की वृद्धि होती है तथा मोटापा बढ़ता है।
- बिस्तर पर लेट कर पढ़ना आंखों के लिए हानिकारक होता है।
- मूत्र व पुरीष के वेग को रोकने से आध्मान तथा उदावर्त आदि विकारों की उत्पत्ति होती है।
- ज्यादा बोलने से शारीरिक शक्ति का ह्रास तथा वात की वृद्धि होती है।
- ब्रह्मचर्य का पालन करने से आयु तथा शारीरिक शक्ति की वृद्धि होती है।
- स्वच्छंद यौन सम्बन्ध आयु को क्षीण करता है।
- हस्तमैथुन, मुखमैथुन, समलैंगिक आदि अप्राकृतिक मैथुन व अत्यधिक सम्भोग स्वास्थ्य के लिए हानिकारक होता है तथा तीनों दोषों को अव्यवस्थित व विकृत करता है।
- दौर्गन्ध्य युक्त सांस, विबन्ध, खराब पाचन क्रिया, मुख की अस्वस्थता तथा मलाशय के अन्दर उपस्थित विषैले पदार्थों का सूचक है।
- शारीरिक दौर्गन्ध्य शरीर के अन्दर उपस्थित विषैले पदार्थों का सांकेतिक सूचक है।
- मानसिक शान्ति व प्रसन्नता व्याधि रहित जीवन के लिए सुरक्षित है।
- मानसिक अप्रसन्नता जीवन के उत्साह एवं स्फूर्ति को नष्ट करती है।
- तनाव व चिन्ता बीमारियों को उत्पन्न करती है तथा हृदय को कमजोर बनाती है।
- भय व डर वात को प्रकुपित करता है तथा शारीरिक ऊर्जा को क्षति पहुँचाता है।
- क्रोध व ईर्ष्या पित्त को प्रकुपित करता है तथा शरीर में विषाक्त पदार्थों को उत्पन्न करता है।
- लालच, अत्यधिक चिन्ता एवं अत्यधिक लगाव कफ की वृद्धि करता है।
- रात को जल्दी सोएं और प्रातःकाल जल्दी उठें, इस प्रकार प्रतिदिन सूर्योदय से डेढ़ घन्टा पूर्व उठें।
- प्रातः उठकर 2-3 गिलास गुनगुना पानी पिएं। गुनगुने पानी में आधे नींबू का रस एवं एक चम्मच शहद मिलाकर पीने से विशेष लाभ होता है। प्रातः खाली पेट चाय व कॉफी का सेवन कभी भी न करें।
- शौच करते समय दाँतों को भींचकर रखने से वृद्धावस्था में भी दांत नहीं हिलते।

- प्रातः मुँह में पानी भरकर ठण्डे जल से आँखों में छींटे मारें। अँगूठे से तालू की सफाई करने से आँख, नाक, कान एवं गले के रोग नहीं होते।
- स्नान करने से पूर्व दोनों पैरों के अंगूठों में सरसों का शुद्ध तेल मलने से वृद्धावस्था तक नेत्रों की ज्योति कमजोर नहीं होती। प्रातः नंगे पांव हरी घास पर टहलें, इससे आंखों की रोशनी बढ़ती है। सप्ताह में एक दिन पूरे शरीर की सरसों के तेल से मालिश करें तथा पैरों के अंगूठों व पैर के पंजों की भी मालिश करें।
- प्रातः दांतों को साफ करने के लिए नीम या बबूल की दातुन का प्रयोग करें। रात्रि को सोने से पहले एवं भोजन के बाद दांतों के बीच में फंसे अन्न कणों को ब्रश से साफ करें।
- नहाने के पानी में नींबू का रस मिलाकर नहाने से शरीर की दुर्गंध दूर होती है।
- प्रतिदिन शौच-स्नान के पश्चात् किसी नजदीकी योग कक्षा में यौगिक जोगिंग, योगासन, प्राणायाम आदि नियमित रूप से करें। प्राणायाम करने से सभी प्रकार के रोग दूर होते हैं तथा शरीर स्वस्थ व मन शान्त रहता है और आत्मबल बढ़ता है।
- नाश्ते में हल्का तथा रेशायुक्त खाद्य, अंकुरित अन्न, फलों व दलिए का इस्तेमाल करें।
- भोजन के उपरान्त कम से कम 10 मिनट तक वज्रासन में बैठें। यदि सम्भव हो तो रात्रि के भोजन के बाद थोड़ा भ्रमण करें।
- दिन में कम से कम 8-10 गिलास (ढाई से तीन लीटर) पानी जरूर पिएं। ग्रीष्म ऋतु में तो यथेष्ट जल पिएं।
- सदैव रीढ़ (कमर) को सीधी रखकर बैठें। जमीन पर बैठकर बगैर सहारे के उठें। नाखुनों को दांतो से कभी न काटें।
- खाने के दौरान पानी न पिएं। खाने के आधा घण्टे पहले तथा आधा घण्टे बाद पानी का सेवन करें। सदैव पानी घूंट-घूंट करके पिएं।
- शाकाहारी सुपाच्य, सात्त्विक भोजन भूख लगने पर ही चबा-चबाकर खाएं। फास्ट-फूड, कोल्ड ड्रिंक्स, धूम्रपान, मांस मदिरा का प्रयोग कभी भी न करें।
- कम खायें, जीवन जीने के लिए खाएं, न कि खाने के लिए जीएं। अपने अमाशाय का आधा भाग भोजन, चौथाई भाग पानी तथा शेष चौथाई वायु के लिए रखें। देह को देवालय बनाएं, कब्रिस्तान नहीं।
- पानी हमेशा बैठकर ही पिएं खड़े होकर पीने से घुटनों में दर्द होने लगता है।

- भोजन हमेशा धरती पर बैठकर ही करें, खूब चबा-चबाकर खाएं। भोजन करने समय मौन रहें, शोर न करें, पूरा ध्यान खाने पर ही रखें। भोजन करते समय टेलीविजन न देखें।
- भोजन से पूर्व ईश्वर का स्मरण करें तथा भोजन को ईश्वर का प्रसाद मानकर ग्रहण करें।
- भोजन में हरी सब्जी व सलाद पर्याप्त मात्रा में लें। अधिक गर्म और ठण्डी वस्तुएं पाचन क्रिया के लिए हानिकारक हैं, भोजन में मिर्च-मसालों का प्रयोग कम करें। प्रतिदिन मौसम के फलों का प्रयोग स्वास्थ्य के लिए अति उत्तम है, अतः भोजन में फलों का यथोचित समावेश होना चाहिए। भोजन के तुरन्त बाद आईस्क्रीम न खाएं।
- खाने के पश्चात लघुशंका अवश्य करें।
- रात का खाना सोने के 2 घंटे पहले खाएं, खाने के बाद थोड़ी चहल कदमी करें, खाने के तुरन्त बाद न लेटें। बिना तकिए के सोने से हृदय और मस्तिष्क मजबूत होता है।
- सांस हमेशा नाक से ही लें व छोड़ें। ईश्वर ने मुख खाने के लिए दिया है, मुख से सांस नहीं लेना चाहिए।
- फल तथा सब्जियों को अच्छी तरह धोकर प्रयोग करें। छिलके वाली दालों का ही सेवन करें।
- मल, मूत्र, छींक आदि के वेगों को कभी नहीं रोकना चाहिए। वेग रोकने से रोग उत्पन्न होते हैं।
- सोने के लिए अधिक नर्म बिस्तर का प्रयोग न करें, डनलप के गद्दे का प्रयोग हानिकारक है।
- जीवन में वाणी, व्यवहार व विचार के दोषों को दूर करने के लिए तथा जीवन पथ पर आगे बढ़ने के लिए प्रतिदिन सायंकाल या रात्रि शयन पूर्व थोड़ी देर धैर्यपूर्वक आंखें बंद करके आत्मनिरीक्षण करें, और जीवन में अष्टांग योग को अपनाने के लिए पुरुषार्थ करें। मुंह ढककर न सोयें। रात को कमरे में सोते समय वायुसंचार को पूर्णतया अवरुद्ध न करें। बायीं करवट सोने से दायां स्वर चलता है, जो भोजन पचाने में सहायक है।
- उत्तर तथा पश्चिम दिशा की ओर सिर करके सोने वालों की आयु क्षीण होती है। पूर्व तथा दक्षिण दिशा की ओर सिर करके सोने वालों की आयु दीर्घ होती है।

- पीने का पानी एवं अन्य खाद्य पदार्थ भी स्वच्छ होने चाहिए, क्योंकि अस्वच्छता से अनेक रोगों की उत्पत्ति होती है।
- नशीले पदार्थों के सेवन से तन, मन, धन, धर्म व आत्मा की हानि एवं अपनी तथा परिवार की बदनामी होती है।
- हर परिस्थिति में सदैव प्रसन्न एवं उत्साहित रहें। उत्साह का परिणाम- सफलता तथा निराशा का परिणाम असफलता होती है। प्रसन्नता स्वास्थ्य की सबसे बड़ी कुंजी है। हर रोज खुलकर खिलखिलाकर हँसें। हंसना ही जीवन है।
- आलस्य, विलासिता तथा नींद को जितना बुलाएंगे ये उतने ही ज्यादा नजदीक आएंगें। अतः इनसे दूरी बनाएं रखें।

भोगों को भोगने से सुख, सन्तुष्टि व शान्ति पाने का उपाय वैसे ही व्यर्थ होगा, जैसे कोई व्यक्ति अग्नि में घी डाल कर उसके शान्त होने का विचार करे।

स्वामी रामदेव

आयुर्वेदानुसार जटिल एवं जीर्ण रोगों की प्रामाणिक व स्वानुभूत चिकित्सा विधि

(परम्परागत प्रचलित शास्त्रीय प्रयोगों व स्वानुभूत योगों से असाध्य रोगों की चिकित्सा के नूतन एवं प्रमाणिक प्रयोगों का वर्णन)

आयुर्वेद की शास्त्रीय परम्परा सदियों पुरानी है। उसमें प्रयुक्त होने वाले सहस्रों योगों (शास्त्रोक्त औषधियों) की प्रामाणिकता दीर्घकाल से सुपरीक्षित है। हमने यह भरसक प्रयास किया है कि उसी ऋषि परम्परा का अनुगामी बनकर उसकी रक्षा एवं अभिवृद्धि करते हुए उसे जन-जन तक पहुँचाने में अपने आप को समर्पित किया जाए। इसके लिए हमने अपनी चिकित्सा में शास्त्रीय प्रयोगों को गुणवत्ता युक्त ढंग, पूरी सावधानी एवं प्रमाणिकता से निर्माण कर उनका प्रयोग करना स्वीकार किया। उन औषधियों के प्रयोग में व्याधियों के अनुसार सामूहिकीकरण का एक छोटा-सा प्रयास अपनी तरफ से अवश्य किया गया। जिसका लाखों रोगियों पर सफल प्रयोग करने के उपरान्त इन प्रयोगों को पुस्तक के रूप में प्रकाशित किया और हमें प्रसन्नता है कि आयुर्वेद के अधिकांशतः चिकित्सकों ने इस प्रयास को न केवल स्वीकार किया अपितु देश सहित विश्व के करोड़ों लोग इस विधा से स्वास्थ्य प्राप्त कर रोगमुक्त हो रहे हैं। यह स्मरणीय है कि जिन रोगों के लिए शास्त्रीय योगों का अभाव महसूस हुआ उन योगों का स्वानुभूत रूप में निर्माण करना पड़ा। यहाँ ऐसे योगों का विवरण भी दिया गया है।

रोगानुसार इस पुस्तक में वर्णित सभी प्रयोग संस्थान की औषध-निर्माणशाला में निर्मित औषधों पर आधारित हैं।

प्राणवह-स्रोत की व्याधियां

प्राणवह-स्रोत के मूल - हृदय, फुफ्फुस व रसवाही धमनियां है।

प्राणवह-स्रोत की व्याधियां - हिक्का, श्वास, कास, पार्श्वशूल, राजयक्ष्मा, क्षतक्षीण, शोष, स्वरभेद, हृदयरोग, हृच्छूल तथा हृदयाभिघात आदि।

रोगों के अनुसार औषधि प्रयोग वर्षो के अनुभव एवं शास्त्र-अध्ययन पर आधारित है; परन्तु चिकित्सक रोगी की चिकित्सा करते समय रोग एवं रोगी की प्रकृति के अनुसार औषधि की मात्रा एवं सेवनविधि में परिवर्तन कर सकते हैं। किसी भी रोगी को यदि औषध-सेवन से उष्णता आदि की प्रतीति हो, दस्त आदि होने लगे तो भी औषधि की मात्रा कम की जा सकती है। रोग की तीव्रता व जीर्णता की स्थिति में या अधोल्लिखित रोगों के साथ में अन्य रोग भी हों ऐसी स्थिति में चिकित्सक सावधानीपूर्वक औषधि का निर्धारण कर चिकित्सा आरम्भ करें।

रोगियों से प्रार्थना है कि रोग की तीव्रता व जीर्णता की स्थिति में चिकित्सकीय परामर्श के अनुसार ही औषध सेवन करें।

श्वास (Bronchial Asthma), कास (Cough), जीर्ण प्रतिश्याय (Chronic Rhinitis) तथा साइनस (Sinusitis) की चिकित्सा

दिव्य श्वासारि क्वाथ	–	**200 ग्राम**
दिव्य मुलेठी क्वाथ	–	**100 ग्राम**

दोनों औषधियों को मिलाकर 1 चम्मच (लगभग 5–7 ग्राम) की मात्रा में लेकर 400 मिली पानी में पकाएं। 100 मिली शेष रहने पर छानकर प्रातः खाली पेट तथा सायं भोजन के बाद सेवन करें।

दिव्य श्वासारि रस	–	**20 ग्राम**
दिव्य अभ्रक भस्म	–	**05 ग्राम**
दिव्य प्रवाल पिष्टी	–	**10 ग्राम**
दिव्य त्रिकटु चूर्ण	–	**10 ग्राम**
दिव्य सितोपलादि चूर्ण	–	**25 ग्राम**

सभी औषधियों को मिलाकर 60 पुड़िया बनाएं। प्रतिदिन 1–1 पुड़िया प्रातः नाश्ते एवं सायं–भोजन से आधा घण्टा पहले जल/शहद/मलाई से सेवन करें।

दिव्य लक्ष्मीविलास रस	–	**40 ग्राम**
दिव्य संजीवनी वटी	–	**40 ग्राम**

दोनो में से 1–1 गोली दिन में तीन बार प्रातः नाश्ते व दोपहर–भोजन एवं सायं–भोजन के बाद गुनगुने जल से या हल्दी मिलाकर उबाले हुए दूध के साथ सेवन करें।

नोट– 1. जीर्ण रोग की अवस्था में 1 माह की औषध में दिव्य स्वर्ण वसन्तमालती रस 2 से 3 ग्राम तक मिलाने से अत्यन्त लाभ होता है।

2. क्षतक्षीण की अवस्था में कहरवापिष्टी 5 से 10 ग्राम मिला लें।

3. श्वास–कास के साथ यदि सामान्य दौर्बल्य भी हो तो शिलाजीत रसायन वटी 1–1 गोली प्रातः एवं सायं सेवन करने से विशेष लाभ होता है।

4. उपरोक्त औषधों के साथ दिव्यधारा को सूंघने से तथा पतंजलि बाम को लगाने से विशेष लाभ होता है।

5. षड्बिन्दु तैल का नस्य लेने से विशेष लाभ होता है।

परहेज– घी, तेल, खटाई, ठण्डी वस्तुए, केला, दही, आइस्क्रीम आदि का सेवन न करें एवं सुखोष्ण जल का सेवन करें।

शुष्क कास (Dry Cough) की चिकित्सा

दिव्य सितोपलादि चूर्ण	–	**50 ग्राम**
दिव्य टंकण भस्म	–	**10 ग्राम**
दिव्य गोदन्ती भस्म	–	**5 ग्राम**
दिव्य अभ्रक भस्म	–	**5 ग्राम**

सभी औषधियों को मिलाकर 60 पुड़िया बनाएं। प्रतिदिन प्रातः नाश्ते एवं सायं-भोजन से आधा घण्टा पहले जल/शहद/मलाई से सेवन करें।

दिव्य लक्ष्मीविलास रस	–	**40 ग्राम**
दिव्य त्रिभुवनकीर्ति रस	–	**40 ग्राम**

दोनो की 1-1 गोली प्रातः व सायं भोजन के बाद गुनगुने जल से सेवन करें।

नोट-लवङ्गादि वटी (1-2 वटी) को प्रातः एवं सायं चूसने से शुष्क कास में चामत्कारिक लाभ होता है।

हृदयरोग (Cardiac Diseases), हृच्छूल (Angina pectoris), हृदयाभिघात तथा हृदय-धमनी अवरोध (Cardiac stroke and blockage of coronary artery) की चिकित्सा

दिव्य अर्जुन क्वाथ	–	**300 ग्राम**

4 कप पानी अथवा 1 कप दूध एवं 3 कप पानी में 1 चम्मच (5 ग्राम) अर्जुन क्वाथ को पकाएं और जब 1 कप शेष रह जाय तब छानकर प्रातः खाली पेट एवं सायं को भोजन से 1 घण्टा पूर्व सेवन करें।

दिव्य मुक्ता पिष्टी	–	**4 ग्राम**
दिव्य संगेयशव पिष्टी	–	**10 ग्राम**
दिव्य अकीक पिष्टी	–	**5 ग्राम**
दिव्य गिलोय सत्	–	**10 ग्राम**
दिव्य योगेन्द्र रस	–	**1 ग्राम**
दिव्य जहरमोहरा पिष्टी	–	**5 ग्राम**
दिव्य अभ्रक भस्म	–	**5 ग्राम**

सभी औषधियों को मिलाकर 60 पुड़िया बनाएं, प्रातः नाश्ते एवं सायं-भोजन से आधा घण्टा पहले जल/शहद से सेवन करें।

दिव्य हृदयामृत वटी	–	**40 ग्राम**

दिव्य आरोग्यवर्धिनी वटी - 40 ग्राम

2-2 गोली प्रातः नाश्ते के बाद एवं सायं-भोजन के बाद गुनगुने जल से सेवन करें।

नोट-रोग की अधिकता होने पर योगेन्द्र रस को 2-3 ग्राम की मात्रा में प्रयोग किया जा सकता है।

परहेज- घी, तेल, तली हुई चीजें, मैदा तथा गरिष्ठ व संश्लेषित आहार का सेवन न करें। साथ ही परम पूज्य स्वामी रामदेवजी महाराज द्वारा निर्दिष्ट प्राणायामों का नियमित एवं धीरे-धीरे अभ्यास अवश्य करें।

उदकवह-स्रोत की व्याधियाँ

उदकवह-स्रोत के मूल- तालु एवं क्लोम हैं।

उदकवह-स्रोत की व्याधियां- तृष्णा, अतिसार, प्रवाहिका तथा विसूचिका आदि।

तृष्णा रोग (Polydipsia) की चिकित्सा

दिव्य मुलेठी क्वाथ - 200 ग्राम

सौंफ - 50 ग्राम

1 चम्मच मुलेठी क्वाथ तथा आधा चम्मच सौंफ को मिलाकर 400 मिली पानी में पकाएं। 100 मिली शेष रहने पर छानकर प्रातः एवं सायं सेवन करें।

दिव्य चन्दनासव - 450 मिली

4 चम्मच औषध में 4 चम्मच पानी मिलाकर प्रातः एवं सायं भोजन के बाद सेवन करें।

नोट- आंवला स्वरस में मिश्री मिलाकर प्रातः एवं सायं पीने से तृष्णा में लाभ होता है। तृष्णा रोग में शीतल जल तथा विधिपूर्वक निर्मित षडंग पानी का सेवन लाभकारी होता है।

अतिसार (Diarrohoea) तथा प्रवाहिका (Dysentry) की चिकित्सा

दिव्य बिल्वादि चूर्ण - 100 ग्राम

दिव्य गंगाधार चूर्ण - 50 ग्राम

दिव्य शंखभस्म - 10 ग्राम

दिव्य कपर्दक भस्म - 10 ग्राम

सभी औषधियों को मिलाकर 60 पुड़िया बनाएं। प्रतिदिन 1-1 पुड़िया प्रातः नाश्ते एवं सायं-भोजन से आधा घण्टा पहले जल/शहद से सेवन करें।

दिव्य कुटजारिष्ट - 450 मिली

4 चम्मच औषध में 4 चम्मच पानी मिलाकर प्रातः व सायं भोजन के बाद सेवन करें।

दिव्य कुटजघन वटी	–	**40 ग्राम**

2-2 गोली प्रातः व सायं भोजन के बाद गुनगुने जल या कुटजारिष्ट के साथ सेवन करें।

आमातिसार की चिकित्सा

दिव्य लवणभास्कर चूर्ण	–	**50 ग्राम**
दिव्य शंखभस्म	–	**10 ग्राम**
भुना हुआ पीसा जीरा	–	**10 ग्राम**

सभी औषधियों को मिलाकर 60 पुड़िया बनाएं। प्रतिदिन प्रातः नाश्ते एवं सायं-भोजन से आधा घण्टा बाद तक्र या गुनगुने जल से सेवन करें।

दिव्य कुटजघन वटी	–	**40 ग्राम**
दिव्य उदरामृत वटी	–	**40 ग्राम**
दिव्य चित्रकादि वटी	–	**40 ग्राम**

1-1 गोली प्रातः नाश्ते के बाद एवं सायं-भोजन के बाद गुनगुने जल से सेवन करें।

रक्तातिसार की चिकित्सा

दिव्य बिल्वादि चूर्ण	–	**100 ग्राम**
सौंफ चूर्ण	–	**50 ग्राम**
दिव्य इसबगोल	–	**50 ग्राम**
जीरा चूर्ण (आधा भुना हुआ)	–	**25 ग्राम**

सभी औषधियों को मिलाकर रख लें। 1-1 चम्मच की मात्रा दिन में तीन बार प्रातः, दोपहर व सायं ठण्डे जल से सेवन करें।

नोट-रक्तातिसार अधिक होने पर उपरोक्त पुड़िया में 10 ग्राम कहरवा पिष्टी मिला लें।

अपक्व आँव व अपचन आदि विकारों की चिकित्सा

दिव्य सर्वकल्प क्वाथ	–	**300 ग्राम**

1 चम्मच औषध को 400 मिली पानी में पकाएं और 100 मिली शेष रहने पर छानकर प्रातः, सायं खाली पेट पिएं।

दिव्य अजमोदादि चूर्ण	–	**100 ग्राम**

1-1 चम्मच अजमोदादि चूर्ण को सर्वकल्प क्वाथ के साथ सेवन करें।

दिव्य उशीरासव	–	**450 मिली**
दिव्य कुटजारिष्ट	–	**450 मिली**

4 चम्मच औषधि में 4 चम्मच जल मिलाकर प्रात: एवं सायं भोजनोपरान्त सेवन करें।

दिव्य लवणभास्कर चूर्ण	–	**50 ग्राम**
दिव्य हिंग्वाष्टक चूर्ण	–	**50 ग्राम**
दिव्य शंख भस्म	–	**10 ग्राम**
दिव्य कपर्दक भस्म	–	**10 ग्राम**

उपरोक्त औषधियों को मिलाकर 1-1 चम्मच की मात्रा में प्रात: तक्र के साथ तथा दोपहर व सायं गुनगुने जल के साथ सेवन करने से विशेष लाभ होता है।

दिव्य चित्रकादि वटी	–	**40 ग्राम**

1-1 गोली को दिन में 2 या 3 बार चूसने से विशेष लाभ होता है।

अन्नवह-स्रोत की व्याधियां

अन्नवह-स्रोत मुख से लेकर उण्डुक तक फैला हुआ है।

नोट- समस्त रोगों का मूल मन्दाग्नि माना गया है। अग्निमांद्य होने से उत्पन्न हुआ आमरस ही समस्त दोषों एवं धातुओं को दूषित करके विभिन्न रोगों की उत्पत्ति में कारण होता है। अन्नवह स्रोत के मूल- अमाशय एवं अन्नवाहिनी धमनियां हैं, परन्तु आचार्य चरक ने अन्नवह स्रोतों का मूल आमाशय एवं वामपार्श्व को माना है।

अन्नवह-स्रोत की व्याधियां- अरुचि, अग्निमांद्य, अजीर्ण, आनाह, आध्मान, आटोप, ग्रहणीदोष, भस्मकरोग, छर्दि, गुल्म, अम्लपित्त, अन्नद्रव शूल, परिणाम शूल व उदररोग इत्यादि।

अरुचि (Anorexia) तथा अग्निमांद्य की चिकित्सा

दिव्य सर्वकल्प क्वाथ	–	**300 ग्राम**
दिव्य मुलेठी क्वाथ	–	**100 ग्राम**

दोनों औषधियों को मिलाकर 1 चम्मच (लगभग 5-7 ग्राम) की मात्रा में लेकर 400 मिली पानी में पकाएं और 100 मिली शेष रहने पर छानकर प्रात:, सायं खाली पेट पिएं।

दिव्य चित्रकादि वटी	–	**40 ग्राम**
दिव्य उदरामृत वटी	–	**40 ग्राम**

2-2 गोली दिन में तीन बार प्रात: नाश्ते व दोपहर-भोजन एवं सायं-भोजन के बाद प्रयोग करें।

दिव्य हिंग्वाष्टक चूर्ण - **100 ग्राम**

आधा चम्मच प्रातः एवं सायं भोजन से आधा घण्टे पहले सुखोष्ण (गुनगुने) जल या भोजन के प्रथम ग्रास के साथ प्रयोग करें।

दिव्य पुनर्नवारिष्ट - **450 मिली**

दिव्य कुमार्यासव - **450 मिली**

4 चम्मच औषध में 4 चम्मच पानी मिलाकर प्रातः एवं सायं भोजन के बाद सेवन करें।

अजीर्ण (Dyspepsia) की चिकित्सा

खाए हुए भोजन का पूर्णतया पाक न होना अजीर्ण कहलाता है। इसका कारण जठराग्नि की मंदता है। इसकी चिकित्सा अरुचि और अग्निमांद्य की भांति है।

तक्र में भुना जीरा एवं काला नमक मिलाकर सेवन करने से सभी प्रकार का उदररोग ठीक होता है।

आनाह, आध्मान (Flatulence) एवं आटोप की चिकित्सा

वायु की विगुणता से आमाशय में अपक्व अन्न रस का संचय होना तथा विगुणित वायु से अवरुद्ध होकर पुरीष (मल) का न निकल पाना तथा उद्गार एवं अधोवात का न निकल पाना ही आनाह कहलाता है।

दिव्य सर्वकल्प क्वाथ - **200 ग्राम**

दिव्य कायाकल्प क्वाथ - **100 ग्राम**

दोनों औषधियों को मिलाकर 1 चम्मच (लगभग 5-7 ग्राम) की मात्रा में लेकर 400 मिली पानी में पकाएं और 100 मिली शेष रहने पर छानकर प्रातः, सायं खाली पेट पिएं।

दिव्य उदरामृत वटी - **40 ग्राम**

दिव्य आरोग्यवर्धिनी वटी - **40 ग्राम**

2-2 गोली प्रातः व सायं भोजन के बाद गुनगुने जल से सेवन करें।

दिव्य गैसहर चूर्ण - **100 ग्राम**

आधा चम्मच प्रातः एवं सायं भोजन से आधा घण्टा पहले गुनगुने जल से सेवन करें।

नोट-10 मिली एलोवेरा जूस, 5 मिली आंवला जूस तथा 5 मिली गोधन अर्क में तीनों के बराबर गुनगुना जल मिलाकर प्रातःकाल सेवन करने से शीघ्र लाभ होता है।

कब्ज़ (Constipation) की चिकित्सा

दिव्य अभयारिष्ट – 450 मिली

4 चम्मच औषध में 4 चम्मच गुनगुना पानी मिलाकर प्रात: एवं सायं भोजन के बाद सेवन करें।

दिव्य उदरकल्प या दिव्य चूर्ण – 100 ग्राम

1 चम्मच चूर्ण को रात्रि में सोने से पूर्व गुनगुने जल के साथ सेवन करें।

दिव्य चित्रकादि वटी – 40 ग्राम

दिव्य आरोग्यवर्धिनी वटी – 40 ग्राम

2-2 गोली दिन में दो बार प्रात: नाश्ते एवं सायं-भोजन के बाद प्रयोग करें।

नोट-मधुमेह के रोगी उदरकल्प चूर्ण का प्रयोग न करें। दिव्य चूर्ण, दिव्य हरीतकी चूर्ण या दिव्य त्रिफला चूर्ण का प्रयोग वे कर सकते हैं।

ग्रहणी रोग की चिकित्सा

जठराग्नि के मंद होने पर वातादि दोषों के प्रकोप होने से विकृत हुई ग्रहणी अन्न का पाक ठीक से नहीं कर पाती है। फलत: आहार को पक्व अथवा अपक्व रूप में ही शरीर से बाहर निकाल देती है।

दिव्य बिल्वादि चूर्ण – 100 ग्राम

दिव्य गंगाधर चूर्ण – 50 ग्राम

दिव्य शंखभस्म – 10 ग्राम

दिव्य कपर्दक भस्म – 10 ग्राम

सभी औषधियों को मिलाकर 1-1 चम्मच प्रात: नाश्ते से पहले, दोपहर-भोजन से पहले एवं रात्रि-भोजन से पहले जल के साथ सेवन करें।

दिव्य कुटजारिष्ट – 450 मिली

4 चम्मच औषध में 4 चम्मच गुनगुना पानी मिलाकर प्रात: एवं सायं भोजन के बाद सेवन करें।

नोट-तक्र में अजवायन तथा सैंधव लवण मिलाकर सेवन करने से विशेष लाभ होता है। गुनगुने पानी का सेवन करें।

पर्पटी कल्प
(संग्रहणी की चिकित्सा हेतु विशेष पर्पटी कल्प)

दिव्य पंचामृत पर्पटी – 10 ग्राम

भुना हुआ जीरा चूर्ण - 30 ग्राम
दिव्य मुक्ता शुक्ति - 5 ग्राम
दिव्य मुक्ता पिष्टी - 3 ग्राम

सभी औषधियों को मिलाकर 60 पुड़िया बनाएं। प्रात: एवं सायं भोजन से आधा घण्टा पहले जल/शहद/मलाई से सेवन करें।

सेवनविधि-

प्रथम दिन- 1 पुड़िया प्रात: एवं सायं, द्वितीय दिन 2 पुड़िया, तृतीय दिन 3 पुड़िया इस तरह प्रतिदिन 1-1 पुड़िया बढ़ाते जाएं। पांचवें दिन पाँच पुड़िया का सेवन करने के पश्चात् छठवें दिन से 1-1 पुड़िया घटाते हुए पुन: 1 पुड़िया पर वापस आ जाएं।

छर्दि रोग की चिकित्सा

मुख से कफ एवं पित्त मिश्रित अन्न का (उल्टी के रूप में) बाहर निकलना छर्दि कहलाता है।

दिव्य अविपत्तिकर चूर्ण - 100 ग्राम
दिव्य मुक्ताशुक्ति - 10 ग्राम
दिव्य कहरवापिष्टी - 5 ग्राम
दिव्य प्रवाल पंचामृत - 5 ग्राम

सभी औषधियों को मिलाकर आधा-आधा चम्मच भोजन से पहले जल के साथ सेवन करें।

दिव्य चित्रकादि वटी - 40 ग्राम

2-2 गोली दिन में 3-4 बार चूसें।

धनिया - 50 ग्राम
मिश्री - 50 ग्राम

दोनों को मिलाकर 1 चम्मच प्रात: व सायं जल के साथ सेवन करें।

नोट-2 बड़ी इलायची को 1 गिलास पानी में पकाएं जब आधा गिलास शेष रह जाय तो उसे छानकर और थोड़ा सैंधव लवण मिलाकर 3 से 4 चम्मच प्रत्येक 2 घण्टे के अन्तराल पर पिलाएं तुरन्त लाभ होता है।

अम्लपित्त (Hyper Acidity) की चिकित्सा

दिव्य मुलेठी क्वाथ - 300 ग्राम

1 चम्मच औषध को 400 मिली पानी में पकाएं और 100 मिली शेष रहने पर उसे

छानकर प्रातः, सायं खाली पेट पिएं।

दिव्य अविपत्तिकर चूर्ण - 100 ग्राम

आधा चम्मच प्रातः एवं सायं भोजन से आधा घण्टे पहले ताजे जल से सेवन करें।

रोग की जीर्णावस्था में-

दिव्य अविपत्तिकर चूर्ण - 100 ग्राम

दिव्य कामदुधा रस - 20 ग्राम

दिव्य मुक्ताशुक्ति - 10 ग्राम

तीनों औषधियों को मिलाकर आधा-आधा चम्मच प्रातः एवं सायं भोजन से आधा घण्टे पहले ताजे जल से सेवन करें।

दिव्य हरीतकी चूर्ण - 100 ग्राम

1 चम्मच रात को सोने से पहले गुनगुने जल से लें।

नोट-विबन्ध होने पर दिव्य चूर्ण या उदरकल्प चूर्ण को 1 चम्मच की मात्रा में गुनगुने जल के साथ सेवन करें।

अन्नद्रवशूल एवं परिणामशूल (Duodenal ulcer) की चिकित्सा

दिव्य मुलेठी क्वाथ - 200 ग्राम

सौंफ - 100 ग्राम

दोनों औषधियों को मिलाकर 1 चम्मच (लगभग 5-7 ग्राम) की मात्रा में लेकर 400 मिली पानी में पकाएं और 100 मिली शेष रहने पर छानकर प्रातः, सायं खाली पेट पिएं।

दिव्य अविपत्तिकर चूर्ण - 100 ग्राम

धनिया चूर्ण - 50 ग्राम

दिव्य शंख भस्म - 10 ग्राम

दिव्य कामदुधा रस - 10 ग्राम

दिव्य मुक्ता शुक्ति - 10 ग्राम

दिव्य मुक्ता पिष्टी - 4 ग्राम

सभी औषधियों को मिलाकर 1 चम्मच की मात्रा में दिन में तीन बार शीतल जल से भोजन के बाद सेवन करें।

नोट-कब्ज की स्थिति रहने पर उदरकल्प चूर्ण या हरीतकी चूर्ण या त्रिफला चूर्ण में ईसबगोल की भूसी मिलाकर रात्रि में सोने से पहले 1 चम्मच की मात्रा में गुनगुने जल से सेवन करें।

अल्सरेटिव कोलाइटिस (Ulcerative Colitis) की चिकित्सा

दिव्य बिल्वादि चूर्ण	-	**100 ग्राम**
दिव्य गंगाधर चूर्ण	-	**50 ग्राम**
दिव्य शंखभस्म	-	**10 ग्राम**
दिव्य कपर्दक भस्म	-	**10 ग्राम**
दिव्य कहरवा पिष्टी	-	**10 ग्राम**

उपरोक्त सभी औषधियों को मिलाकर 1-1 चम्मच भोजन से आधा घण्टा पहले जल से सेवन करें।

दिव्य कुटजघन वटी - **40 ग्राम**

2-2 गोली प्रात: व सायं भोजन के बाद गुनगुने जल से सेवन करें।

दिव्य कुटजारिष्ट - **450 मिली**

4 चम्मच औषध में 4 चम्मच पानी मिलाकर प्रात: एवं सायं भोजन के बाद सेवन करें।

नोट- दूध और दूध से बने हुए पदार्थों का सेवन न करें। तक्र (छाछ) का सेवन पथ्य है।

उदररोग

1. अग्नि का मूल स्थान उदर है एवं मंदाग्नि को समस्त उदररोगों का मुख्य कारण कहा गया है।
2. उदर रोगों में अन्नवह-स्रोत, रसवह-स्रोत, स्वेद एवं पुरीषवह-स्रोत तथा उदकवह-स्रोत की विकृति मिलती है।
3. दुर्बल अग्नि वाले व्यक्ति जब मलिन आहार का निरन्तर सेवन करते हैं तब अग्निमांद्य के कारण आहार का उचित पाक नहीं हो पाता है एवं उदरप्रदेश में दोषों का संचय होने लगता है। संचित हुए ये दोष प्राणवायु, जठराग्नि एवं अपानवायु को दूषित कर ऊर्ध्व एवं अधो-मार्ग को अवरुद्ध कर त्वचा एवं मांस में आश्रित होकर कुक्षि-प्रदेश में आध्मान उत्पन्न कर उदर विकारों को उत्पन्न करते हैं।

उदररोग की चिकित्सा

दिव्य सर्वकल्प क्वाथ - **300 ग्राम**

1 चम्मच औषध को 400 मिली पानी में पकाएं और 100 मिली शेष रहने पर छानकर प्रात:, सायं खाली पेट पिएं।

दिव्य चित्रकादि वटी – **40 ग्राम**

दिव्य उदरामृत वटी – **60 ग्राम**

2-2 गोली प्रातः व सायं भोजन के बाद गुनगुने जल से सेवन करें।

दिव्य कुमार्यासव – **450 मिली**

दिव्य पुनर्नवारिष्ट – **450 मिली**

4 चम्मच औषध में 4 चम्मच पानी मिलाकर प्रातः एवं सायं भोजन के बाद सेवन करें।

दिव्य त्रिफला चूर्ण – **100 ग्राम**

अथवा

दिव्य हरीतकी चूर्ण – **100 ग्राम**

1 चम्मच चूर्ण रात को सोने से पहले गुनगुने जल के साथ सेवन करें।

रसवह-स्रोत की व्याधियां

रसवह-स्रोत का मूल- हृदय, दश धमनियां तथा रसवाही धमनियां है। आचार्य चरक ने रसवह-स्रोत के समस्त रोगो में लघंन को सर्वश्रेष्ठ चिकित्सा बताया है।

रसवह-स्रोत की व्याधियां-

ज्वर, पाण्डु, आमवात, मद, मदात्यय तथा शोथ आदि।

ज्वर (Fever) की चिकित्सा

दिव्य ज्वरनाशक क्वाथ – **200 ग्राम**

दिव्य सर्वकल्प क्वाथ – **100 ग्राम**

दोनों औषधियों को मिलाकर 1 चम्मच की मात्रा में लेकर 400 मिली पानी में पकाएं और 100 मिली शेष रहने पर छानकर प्रातः, सायं खाली पेट पिएं।

दिव्य ज्वरनाशक वटी – **40 ग्राम**

2-2 गोली प्रातः व सायं उपरोक्त क्वाथ से सेवन करें।

दिव्य महासुदर्शनघन वटी – **40 ग्राम**

दिव्य आरोग्यवर्धिनी वटी – **40 ग्राम**

दिव्य गिलोयघन वटी – **40 ग्राम**

1-1 गोली प्रातः व सायं भोजन के बाद गुनगुने जल से सेवन करें।

दिव्य अमृतारिष्ट – **450 मिली**

4 चम्मच औषध में 4 चम्मच पानी मिलाकर प्रातः एवं सायं भोजन के बाद सेवन करें।

डेंगू ज्वर (Dengue Fever) की चिकित्सा

उपरोक्त ज्वर चिकित्सा व्यवस्था के साथ-

दिव्य गोदन्ती भस्म	-	**10 ग्राम**
दिव्य स्फटिक भस्म	-	**5 ग्राम**
दिव्य गिलोय सत्	-	**10 ग्राम**
दिव्य सितोपलादि चूर्ण	-	**25 ग्राम**
दिव्य संजीवनी वटी	-	**10 ग्राम**
दिव्य स्वर्ण वसन्तमालती रस	-	**2 ग्राम**

सभी औषधियों को मिलाकर 40 पुड़िया बनाएं। प्रातः नाश्ते एवं सायं-भोजन से आधा घण्टा बाद शहद या गुनगुने जल से सेवन करें।

दिव्य गिलोयघन वटी	-	**40 ग्राम**

2-2 गोली प्रातः व सायं भोजन के बाद गुनगुने जल से सेवन करें।

नोट- Platelets को बढ़ाने हेतु स्वामी जी द्वारा बताए हुए घरेलू उपायों में-

गेंहू के ज्वारे का रस	-	**20 मिली**
दिव्य गिलोय रस	-	**20 मिली**
दिव्य घृतकुमारी स्वरस	-	**20 मिली**
पपीते के पत्ते का रस	-	**20 मिली**

उपरोक्त सभी को मिलाकर प्रातः एवं सायं सेवन करने से विशेष लाभ होता है।

चिकनगुनिया (Chikanguniya)

दिव्य ज्वरनाशक क्वाथ	-	**100 ग्राम**
दिव्य सर्वकल्प क्वाथ	-	**200 ग्राम**

दोनों औषधियों को मिलाकर 1 चम्मच (लगभग 5-7 ग्राम) की मात्रा में लेकर 400 मिली पानी में पकाएं और 100 मिली शेष रहने पर छानकर प्रातः, सायं खाली पेट पिएं।

दिव्य गोदन्ती भस्म	-	**10 ग्राम**
दिव्य स्फटिक भस्म	-	**5 ग्राम**
दिव्य प्रवालपंचामृत	-	**5 ग्राम**
दिव्य स्वर्णमाक्षिक भस्म	-	**5 ग्राम**

दिव्य बृहत् वातचिन्तामणि रस	–	**1-2 ग्राम**

सभी औषधियों को मिलाकर 20 पुड़िया बनाकर प्रातः एवं सायं 1-1 पुड़िया शहद या गुनगुने जल के साथ सेवन करें।

दिव्य कैशोर गुग्गुल	–	**40 ग्राम**
दिव्य आरोग्यवर्धिनी वटी	–	**40 ग्राम**
दिव्य महासुदर्शनघन वटी	–	**40 ग्राम**

1-1 गोली प्रातः एवं सायं जल के साथ सेवन करें।

दिव्य गिलोयघन वटी	–	**40 ग्राम**

1-1 गोली प्रातः एवं सायं ज्वरनाशक क्वाथ के साथ सेवन करें।

पाण्डु (Anaemia) एवं कामला (Jaundice) रोग की चिकित्सा

दिव्य सर्वकल्प क्वाथ	–	**200 ग्राम**
दिव्य वृक्कदोषहर क्वाथ	–	**100 ग्राम**

1 चम्मच औषध में **आधा चम्मच सौंफ, 5-7 नग मुनक्का तथा 5-6 उन्नाव** मिलाकर 400 मिली पानी में पकाएं और 100 मिली शेष रहने पर छानकर प्रातः, सायं खाली पेट पिएं। इससे पाण्डु एवं कामला रोग में होने वाली कमजोरी में लाभ होता है।

दिव्य प्रवाल पंचामृत	–	**10 ग्राम**
दिव्य कासीस भस्म	–	**5 ग्राम**
दिव्य गिलोय सत्	–	**10 ग्राम**
दिव्य स्वर्णमाक्षिक भस्म	–	**5 ग्राम**
दिव्य स्वर्ण वसन्तमालती रस	–	**2 ग्राम**
दिव्य मण्डूर भस्म	–	**10 ग्राम**

सभी औषधियों को मिलाकर 60 पुड़िया बनाएं। रोग की अवस्थानुसार प्रतिदिन दो या तीन पुड़िया प्रातः नाश्ते एवं रात्रि-भोजन से आधा घण्टा पहले जल/शहद से सेवन करें।

दिव्य उदरामृत वटी	–	**60 ग्राम**
दिव्य आरोग्यवर्धिनी वटी	–	**40 ग्राम**
दिव्य पुनर्नवादि मण्डूर	–	**40 ग्राम**

तीनों से 1-1 गोली दिन में 3 तीन बार प्रातः नाश्ते, दोपहर-भोजन एवं सायं भोजन के आधे घण्टे बाद सुखोष्ण (गुनगुने) जल से सेवन करें।

दिव्य टोटला क्वाथ	–	**300 ग्राम**

2 चम्मच औषध को रात को मिट्टी के बर्तन में 1 कप पानी में भिगों दे, प्रातः

मसलकर छानकर खाली पेट पिएं।

दिव्य लौहासव	–	**450 मिली**
दिव्य पुनर्नवारिष्ट	–	**450 मिली**

4 चम्मच औषध को 4 चम्मच पानी में मिलाकर प्रातः एवं सायं भोजन के बाद सेवन करें।

नोट- यदि कृमि रोग के कारण पाण्डु हो तो दिव्य विडंगासव 450 मिली (4 चम्मच औषध में 4 चम्मच पानी मिलाकर) प्रातः एवं सायं भोजन के बाद सेवन करें।

यदि पाण्डु एवं कामला रोग के साथ जलोदर हो तो उपरोक्त औषधि में शोथारि लौह मिलाकर सेवन करने से विशेष लाभ होता है।

यकृत् शोथ Hepatitis B/C तथा यकृत् विषमयता की चिकित्सा

दिव्य सर्वकल्प क्वाथ	–	**200 ग्राम**
दिव्य कायाकल्प क्वाथ	–	**100 ग्राम**

दोनों औषधियों को मिलाकर 1 चम्मच (लगभग 5-7 ग्राम) की मात्रा में लेकर 400 मिली पानी में पकाएं और 100 मिली शेष रहने पर छानकर प्रातः, सायं खाली पेट पिएं।

दिव्य प्रवाल पंचामृत	–	**10 ग्राम**
दिव्य कासीस भस्म	–	**5 ग्राम**
दिव्य गिलोय सत्	–	**10 ग्राम**
दिव्य स्वर्णमाक्षिक भस्म	–	**5 ग्राम**
दिव्य स्वर्ण वसन्तमालती रस	–	**2 ग्राम**

सभी औषधियों को मिलाकर 60 पुड़िया बनाएं। प्रातः नाश्ते एवं रात्रि-भोजन से आधा घण्टा पहले जल/शहद से सेवन करें।

दिव्य उदरामृत वटी	–	**60 ग्राम**
दिव्य आरोग्यवर्धिनी वटी	–	**40 ग्राम**
दिव्य पुनर्नवादि मण्डूर	–	**40 ग्राम**

तीनों से 1-1 गोली दिन में 3 तीन बार प्रातः नाश्ते, दोपहर-भोजन एवं सायं भोजन के आधे घण्टे बाद गुनगुने जल से सेवन करें।

दिव्य टोटला क्वाथ	–	**300 ग्राम**

2 चम्मच औषध को रात को मिट्टी के बर्तन में 1 कप पानी में भिगो दें, प्रातः मसलकर छानकर खाली पेट पिएं।

सर्वाङ्गशोथ (Anasarca) की चिकित्सा

दिव्य दशमूल क्वाथ	–	**200 ग्राम**
दिव्य सर्वकल्प क्वाथ	–	**100 ग्राम**

दोनों औषधियों को मिलाकर 1 चम्मच (लगभग 5–7 ग्राम) की मात्रा में लेकर 400 मिली पानी में पकाएं और 100 मिली शेष रहने पर छानकर प्रातः, सायं खाली पेट पिएं।

दिव्य पुनर्नवादि मण्डूर	–	**40 ग्राम**
दिव्य त्रिफला गुग्गुलु	–	**40 ग्राम**

2–2 गोली प्रातः व सायं भोजन के बाद गुनगुने जल से सेवन करें।

दिव्य पुर्ननवारिष्ट	–	**450 मिली**

4 चम्मच औषध में 4 चम्मच पानी मिलाकर प्रातः एवं सायं भोजन के बाद सेवन करें।

रक्तवह–स्रोत की व्याधियां

रक्तवह–स्रोत का मूल– यकृत् एवं प्लीहा हैं।

रक्तपित्त, कामला, कुम्भकामला, हलीमक एवं रक्तगतवात इत्यादि।

रक्तपित्त रोग की चिकित्सा

पित्त से दूषित रक्त का शरीर के किसी भी मार्ग से बाहर निकलना रक्तपित्त कहलाता है।

दिव्य मुक्ता पिष्टी	–	**4 ग्राम**
दिव्य स्फटिका भस्म	–	**5 ग्राम**
दिव्य गिलोय सत्	–	**10 ग्राम**
दिव्य प्रवाल पिष्टी	–	**10 ग्राम**
दिव्य कहरवा पिष्टी	–	**10 ग्राम**

सभी औषधियों को मिलाकर 60 पुड़िया बनाएं। प्रतिदिन 2–3 बार भोजन से आधा घण्टा पहले जल/शहद से सेवन करें।

दिव्य उसीरासव	–	**450 मिली**

4 चम्मच औषध में 4 चम्मच पानी मिलाकर प्रातः एवं सायं भोजन के बाद सेवन करें।

नोट– रक्तपित्त की स्थिति में दूर्वा–स्वरस तथा पीपलपत्र–स्वरस का प्रयोग करने से विशेष लाभ होता है। (पीपल के पत्रों को जल के साथ पीसकर, छानकर स्वरस निकाल लें। 1 कप स्वरस में मिश्री मिलाकर पिएं। ठण्ड लगने पर काली मिर्च मिलाने से विशेष लाभ होता है।)परम पूज्य स्वामी जी द्वारा बताए गए शीशमपत्र–स्वरस का प्रयोग भी विशेष लाभकारी है।

रक्तगत वात (उच्चरक्तचाप/Hypertension) रोग की चिकित्सा

दिव्य मुक्तावटी - 120 गोली

1-1 या 2-2 गोली प्रात: खाली पेट व सायंकाल खाने से 1 घण्टा पहले पानी से लें।

नोट- अर्जुन क्षीरपाक के साथ मुक्तावटी का सेवन अत्यधिक लाभप्रद है।

- 1 कप लौकी स्वरस में आंवला स्वरस, सेब स्वरस तथा पुदीना व थोड़ा धनिया मिलाकर नियमित सेवन करने से हृदय रोगों में लाभ होता है।
- भोजन के बाद जल का प्रयोग अधिक मात्रा में करें।
- नमक कम खाएं।
- अर्जुन छाल का क्वाथ बनाकर सेवन करें।

मांसवह-स्रोत के रोग

मासंवह-स्रोत का मूल- स्नायु, त्वचा व रक्तवाही धमनियां हैं।

मांसवह-स्रोत की व्याधियां-अधिमांस, अर्बुद, मांसकील, गलशुण्डी, अलजी, गलगण्ड (घेंघा), गण्डमाला एवं उपजिह्विका आदि।

शरीर में कहीं भी ग्रन्थि या गाँठ (Tumor or any growth) होने पर चिकित्सा

दिव्य कांचनार गुग्गुलु - 60 ग्राम
दिव्य वृद्धिवाधिका वटी - 40 ग्राम

2-2 गोली प्रात: व सायं भोजन के बाद गुनगुने जल से सेवन करें।

ग्रन्थि का आकार बड़ा होने की स्थिति में चिकित्सा

दिव्य शिलासिन्दूर - 2 ग्राम
दिव्य ताम्र भस्म - 1 ग्राम
दिव्य मुक्ता पिष्टी - 4 ग्राम
दिव्य प्रवालपिष्टी - 10 ग्राम
दिव्य गिलोय सत् - 20 ग्राम

सभी औषधियों को मिलाकर 60 पुड़ियां बनाएं। प्रात: नाश्ते एवं रात्रि-भोजन से आधा घण्टा पहले जल/शहद/मलाई से सेवन करें।

दिव्य कांचनार गुग्गुलु - 60 ग्राम
दिव्य वृद्धिवाधिका वटी - 40 ग्राम
दिव्य आरोग्यवर्धिनी वटी - 40 ग्राम

2-2 गोली प्रातः नाश्ते एवं रात्रि-भोजन से आधा घण्टा पहले जल/शहद/मलाई से सेवन करें।

दिव्य गोधन अर्क	-	**20 मिली**
दिव्य घृतकुमारी स्वरस	-	**20 मिली**

दोनों मिलाकर प्रातः, सायं खाली पेट सेवन करें।

गलगण्ड (घेंघा) तथा थायराइड की चिकित्सा

दिव्य सर्वकल्प क्वाथ	-	**200 ग्राम**
दिव्य मुलेठी क्वाथ	-	**100 ग्राम**

दोनों औषधियों को मिलाकर 1 चम्मच की मात्रा में लेकर 400 मिली पानी में पकाएं और 100 मिली शेष रहने पर छानकर प्रातः, सायं खाली पेट पियें।

दिव्य त्रिकटु चूर्ण	-	**50 ग्राम**
दिव्य प्रवाल पिष्टी	-	**10 ग्राम**
दिव्य गोदन्ती भस्म	-	**10 ग्राम**
दिव्य बहेड़ा चूर्ण	-	**20 ग्राम**
दिव्य शिलासिन्दूर	-	**2 ग्राम**
दिव्य ताम्र भस्म	-	**1 ग्राम**
दिव्य मुक्ता पिष्टी	-	**4 ग्राम**

सभी औषधियों को मिलाकर 60 पुड़ियां बनाएं। प्रातः नाश्ते एवं रात्रि को भोजन से आधा घण्टा पहले जल/शहद/ मलाई से सेवन करें।

दिव्य कांचनार गुग्गुलु	-	**60 ग्राम**
दिव्य वृद्धिवाधिका वटी	-	**40 ग्राम**
दिव्य आरोग्यवर्धिनी वटी	-	**40 ग्राम**

तीनों में से 1-1 गोली दिन में तीन बार प्रातः नाश्ते, दोपहर-भोजन एवं सायं भोजन के आधे घण्टे बाद सुखोष्ण (गुनगुने) जल से सेवन करें।

मेदोवह-स्रोत की व्याधियां

मेदोवह-स्रोत का मूल- वृक्क, वसा व कटि स्थान है।

अतिस्थौल्य (Obesity) रोग की चिकित्सा

दिव्य सर्वकल्प क्वाथ	-	**200 ग्राम**
दिव्य कायाकल्प क्वाथ	-	**200 ग्राम**

दिव्य त्रिफला चूर्ण - **100 ग्राम**

सभी औषधियों को मिलाकर 1 चम्मच की मात्रा में लेकर 400 मिली पानी में पकाए; और 100 मिली शेष रहने पर छानकर प्रातः, सायं खाली पेट पिएं।

दिव्य मेदोहर वटी - **50 ग्राम**

2-2 गोली प्रातः व सायं भोजन के 1 घण्टा पहले सुखोष्ण (गुनगुने) जल से सेवन करें।

दिव्य त्रिफला गुग्गुलु - **60 ग्राम**

दिव्य आरोग्यवर्धिनी वटी - **60 ग्राम**

2-2 गोली प्रातः व सायं भोजन के बाद गुनगुने जल से सेवन करें।

दिव्य गोधन अर्क - **20 मिली**

दिव्य घृतकुमारी स्वरस - **20 मिली**

प्रातः व सायं खाली पेट सेवन करें।

नोट- परम पूज्य स्वामी रामदेवजी महाराज द्वारा बताई गई मेदोहर दलिया का सेवन करें।

अस्थिवह-स्रोत की व्याधियां

अस्थिवह-स्रोत का मूल- मेद व जघन है।

अस्थिवह-स्रोत की व्याधियां-

सन्धिवात, अधिदन्त, अस्थिभेद, अस्थिशूल, केश, लोम, नख का गिरना इत्यादि।

अस्थिशूल, सन्धिशूल (जोड़ों के दर्द (Joint pain)) की चिकित्सा

दिव्य पीड़ान्तक क्वाथ - **200 ग्राम**

दिव्य दशमूल क्वाथ - **100 ग्राम**

दोनों औषधियों को मिलाकर 1 चम्मच (लगभग 5-7 ग्राम) की मात्रा में लेकर 400 मिली पानी में पकाएं और 100 मिली शेष रहने पर छानकर प्रातः, सायं खाली पेट पिएं।

दिव्य महावातविध्वंसन रस - **5 ग्राम**

दिव्य स्वर्णमाक्षिक भस्म - **5 ग्राम**

दिव्य प्रवालपिष्टी - **10 ग्राम**

दिव्य गोदन्ती भस्म - **10 ग्राम**

सभी औषधियों को मिलाकर 60 पुड़ियां बनाएं। प्रातः नाश्ते एवं रात्रि-भोजन से आधा घण्टा पहले जल/शहद/मलाई से सेवन करें।

अत्यधिक पीड़ा होने पर 1-2 ग्राम बृहत् वातचिन्तामणि रस पुड़िया में मिला लेने से पीड़ा में तुरन्त लाभ होता है।

दिव्य योगराज गुग्गुलु – 60 ग्राम
दिव्य पीड़ान्तक वटी – 40 ग्राम
दिव्य चन्द्रप्रभा वटी – 60 ग्राम

1-1 गोली दिन में 3 बार प्रातः नाश्ते, दोपहर-भोजन एवं रात्रि-भोजन के आधे घण्टे बाद गुनगुने जल से सेवन करें।

दिव्य वातारि चूर्ण – 100 ग्राम

आधा-आधा चम्मच, भोजन के बाद गुनगुने जल से सेवन करें।

दिव्य पीड़ान्तक तैल – 100 मिली

दिन में 2 से 3 बार पीड़ा स्थान पर मालिश करें। पीड़ान्तक बाम या जैल भी लगा सकते हैं।

नोट-रोगी तथा रोग की अवस्थानुसार 1-1 चम्मच अजमोदादि चूर्ण का प्रयोग भी किया जा सकता है।

मन्यास्तम्भ (Cervical spondylitis), कटिशूल तथा गृध्रसी (Sciatica) रोग की चिकित्सा

दिव्य दशमूल क्वाथ – 200 ग्राम
दिव्य पीड़ान्तक क्वाथ – 100 ग्राम

दोनों औषधियों को मिलाकर 1 चम्मच (लगभग 5-7 ग्राम) की मात्रा में लेकर 400 मिली पानी में पकाएं और 100 मिली शेष रहने पर छानकर प्रातः, सायं खाली पेट पिएं। (निर्गुण्डी तथा हरसिंगार के 3-4 पत्तों को काढ़े के साथ मिलाकर देने से विशेष लाभ होता है।)

दिव्य एकांगवीर रस – 10 ग्राम
दिव्य स्वर्णमाक्षिक भस्म – 5 ग्राम
दिव्य प्रवाल पिष्टी – 10 ग्राम
दिव्य गोदन्ती भस्म – 10 ग्राम

सभी औषधियों को मिलाकर 60 पुड़िया बनाएं, प्रातः नाश्ते एवं रात्रि-भोजन से आधा घण्टा पहले जल/शहद से सेवन करें।

अत्यधिक पीड़ा होने पर बृहत् वातचिन्तामणि रस को 1 से 2 ग्राम पुड़िया में मिला लेने से पीड़ा में तत्काल लाभ होता है।

दिव्य त्रयोदशांग गुग्गुलु – 60 ग्राम
दिव्य पीड़ान्तक वटी – 40 ग्राम
दिव्य शिलाजीत रसायन – 40 ग्राम

1-1 गोली दिन में 3 बार प्रात: नाश्ते, दोपहर-भोजन एवं सायं भोजन के आधे घण्टे बाद सुखोष्ण (गुनगुने) जल से सेवन करें।

अधिक पीड़ा होने पर **विषतिन्दुक वटी** (1-1 गोली) प्रात: एवं सायं सेवन करने से विशेष लाभ होता है।

दिव्य पीड़ान्तक तैल - 100 मिली

पीड़ायुक्त स्थान पर मालिश करें।

अस्थिसुषिरता (Osteoporosis) रोग की चिकित्सा

दिव्य गिलोय सत्	-	**10 ग्राम**
दिव्य स्वर्णमाक्षिक भस्म	-	**5 ग्राम**
दिव्य प्रवाल पिष्टी	-	**10 ग्राम**
दिव्य गोदन्ती भस्म	-	**10 ग्राम**
दिव्य मुक्ताशुक्ति	-	**10 ग्राम**
दिव्य बृहत् वातचिन्तामणि रस	-	**1 ग्राम**

सभी औषधियों को मिलाकर 60 पुड़िया बनाएं। प्रात: नाश्ते एवं रात्रि भोजन से आधा घण्टा पहले जल/शहद से सेवन करें।

दिव्य योगराज गुग्गुलु	-	**60 ग्राम**
दिव्य चन्द्रप्रभा वटी	-	**60 ग्राम**
दिव्य शिलाजीत रसायन	-	**60 ग्राम**

1-1 गोली दिन में 3 बार प्रात: नाश्ते, दोपहर-भोजन एवं सायं भोजन के आधे घण्टे बाद दूध से सेवन करें।

दिव्य वातारि चूर्ण	-	**100 ग्राम**
दिव्य अश्वगन्धा चूर्ण	-	**100 ग्राम**

आधा या एक चम्मच चूर्ण को गुनगुने जल या दूध के साथ प्रात:, दोपहर व सायं भोजन के बाद दो या तीन बार सेवन करें।

दिव्य अश्वगंधारिष्ट - 450 मिली

4 चम्मच औषध में 4 चम्मच पानी मिलाकर प्रात: एवं सायं भोजन के बाद सेवन करें।

अर्दित (Facial/Bell's palsy) की चिकित्सा

दिव्य दशमूल क्वाथ	-	**200 ग्राम**
दिव्य मेधा क्वाथ	-	**100 ग्राम**

दोनों औषधियों को मिलाकर 1 चम्मच (लगभग 5-7 ग्राम) की मात्रा में लेकर 400

मिली पानी में पकाएं और 100 मिली शेष रहने पर छानकर प्रातः, सायं खाली पेट पिएं।

दिव्य एकांगवीर रस	–	**10 ग्राम**
दिव्य गिलोय सत्	–	**10 ग्राम**
दिव्य महावातविंध्वसन रस	–	**5 ग्राम**
दिव्य रसराज रस	–	**1 ग्राम**
दिव्य प्रवाल पिष्टी	–	**10 ग्राम**
दिव्य मुक्ता पिष्टी	–	**4 ग्राम**
दिव्य स्वर्णमाक्षिक भस्म	–	**5 ग्राम**
दिव्य गोदन्ती भस्म	–	**10 ग्राम**

सभी औषधियों को मिलाकर रख लें। 1 चम्मच की मात्रा में प्रातः नाश्ते एवं रात्रि भोजन से आधा घण्टा पहले शहद/गुनगुने जल से सेवन करें।

दिव्य चन्द्रप्रभा वटी	–	**40 ग्राम**
दिव्य शिलाजीत रसायन	–	**40 ग्राम**
दिव्य त्र्योदशांग गुग्गुल	–	**60 ग्राम**

1–1 गोली दिन में 3 बार प्रातः नाश्ते, दोपहर–भोजन एवं सायं भोजन के आधे घण्टे बाद सुखोष्ण (गुनगुने) जल से सेवन करें।

दिव्य अश्वशिला कैप्सूल	–	**20 कैप्सूल**
या दिव्य अश्वगन्धा चूर्ण	–	**100 ग्राम**

2–2 कैप्सूल या 1–1 चम्मच चूर्ण को दिन में 2 बार प्रातः नाश्ते एवं सायं भोजन के आधे घण्टे बाद गुनगुने जल से सेवन करें।

दिव्य पीड़ान्तक तैल	–	**100 मिली**

दिन में 2–3 बार प्रभावित स्थान पर मालिश करें।

दिव्य अश्वगंधारिष्ट	–	**450 मिली**

4 चम्मच औषध में 4 चम्मच पानी मिलाकर प्रातः एवं सायं भोजन के बाद सेवन करें।

आमवात (Rheumatism) रोग की चिकित्सा

जब आम व वात–दोष एक साथ प्रकुपित होकर शरीर में कोष्ठ, त्रिक प्रदेश और संधियों में प्रविष्ट होकर शोथ, शूल व स्तब्धता (जकड़न) उत्पन्न करते हैं, तब यह आमवात रोग कहलाता है।

दिव्य सर्वकल्प क्वाथ	–	**100 ग्राम**
दिव्य पीड़ान्तक क्वाथ	–	**200 ग्राम**

दोनों औषधियों को मिलाकर 1 चम्मच की मात्रा में लेकर 400 मिली पानी में पकाएं और 100 मिली शेष रहने पर छानकर प्रातः, सायं खाली पेट पिएं।

दिव्य अजमोदादि चूर्ण	–	**100 ग्राम**
दिव्य आमवातारि रस	–	**40 ग्राम**

आधा-आधा चम्मच अजमोदादि चूर्ण एवं 2-2 गोली आमवातारि रस प्रातः व सायं उपरोक्त क्वाथ के साथ सेवन करें।

दिव्य महावातविध्वंसन रस	–	**5 ग्राम**
दिव्य आमवातारि रस	–	**20 ग्राम**
दिव्य प्रवालपिष्टी	–	**10 ग्राम**
दिव्य स्वर्णमाक्षिक भस्म	–	**5 ग्राम**
दिव्य गोदन्ती भस्म	–	**20 ग्राम**
दिव्य गिलोय सत्	–	**20 ग्राम**
दिव्य बृहत् वातचिन्तामणि रस	–	**1 से 2 ग्राम**

सभी औषधियों को मिलाकर 60 पुड़ियां बनाएं। प्रातः नाश्ते एवं रात्रि भोजन से आधा घण्टा पहले जल/शहद से सेवन करें।

दिव्य सिंहनाद गुग्गुलु	–	**60 ग्राम**
दिव्य चन्द्रप्रभा वटी	–	**60 ग्राम**
दिव्य पुनर्नवादि मण्डूर	–	**40 ग्राम**

1-1 गोली दिन में 2-3 तीन बार प्रातः नाश्ते, दोपहर-भोजन एवं सायं-भोजन के आधे घण्टे बाद गुनगुने जल से सेवन करें।

सप्ताह में एक दिन 1 गिलास गो-दुग्ध में 20 मिली एरण्ड तैल रात को सोने से पहले सेवन करने से आमवात रोगी को चामत्कारिक लाभ मिलता है।

नोट- आमवात रोग में शोथ को कम करने के लिए रूक्ष स्वेद (बालू, एरण्ड बीज, सैंधव नमक, अजवायन मिलाकर पोटली बनाकर) करें।

इसके अतिरिक्त पीड़ान्तक तैल को प्रभावित स्थान पर लगाकर एरण्ड या आक के पत्ते को सेक कर बांधने से विशेष लाभ होता है।

कष्टसाध्य पक्षाघात की चिकित्सा

दिव्य रसराज रस	–	**1-3 ग्राम**
दिव्य प्रवाल पंचामृत	–	**10 ग्राम**
दिव्य पुनर्नवादि मण्डूर	–	**10 ग्राम**
दिव्य मुक्ता पिष्टी	–	**4 ग्राम**

दिव्य एकांगवीर रस	–	**10 ग्राम**

सभी औषधियों को मिलाकर 40 पुड़ियां बनाएं। प्रातः एवं सायं भोजन से आधा घण्टा पहले जल/शहद/मलाई से सेवन करें।

दिव्य त्रयोदशांग गुग्गुलु	–	**40 ग्राम**
दिव्य मेधावटी	–	**40 ग्राम**
दिव्य शिलाजीत रसायन वटी	–	**40 ग्राम**

1-1 गोली दिन में 2 बार प्रातः नाश्ते, दोपहर-भोजन एवं सायं भोजन के आधे घण्टे बाद गुनगुने जल से सेवन करें।

दिव्य अश्वगन्धा चूर्ण	–	**100 ग्राम**
दिव्य वातारि चूर्ण	–	**50 ग्राम**

आधा-आधा चम्मच प्रातः एवं सायं दूध के साथ सेवन करें।

वातरक्त (Gout) रोग की चिकित्सा

दिव्य पीड़ान्तक क्वाथ	–	**200 ग्राम**
दिव्य दशमूल क्वाथ	–	**100 ग्राम**

दोनों औषधियों को 1 चम्मच मात्रा में लेकर 400 मिली पानी में पकाएं और 100 मिली शेष रहने पर छानकर प्रातः, सायं खाली पेट पिएं।

दिव्य गिलोयघन वटी	–	**60 ग्राम**

2-2 गोली प्रातः व सायं उपरोक्त क्वाथ के साथ सेवन करें।

दिव्य कैशोर गुग्गुलु	–	**60 ग्राम**
दिव्य आरोग्यवर्धिनी वटी	–	**40 ग्राम**
दिव्य पीड़ान्तक वटी	–	**40 ग्राम**

1-1 गोली दिन में 3 बार प्रातः नाश्ते दोपहर-भोजन एवं सायं भोजन के आधे घण्टे बाद सुखोष्ण (गुनगुने) जल से सेवन करें।

दिव्य वातारि चूर्ण	–	**100 ग्राम**
दिव्य अजमोदादि चूर्ण	–	**100 ग्राम**

आधा-आधा चम्मच भोजन के बाद गुनगुने जल से सेवन करें।

दिव्य महावातविध्वंसन रस	–	**5 ग्राम**
दिव्य प्रवालपिष्टी	–	**10 ग्राम**
दिव्य स्वर्णमाक्षिक भस्म	–	**5 ग्राम**
दिव्य गोदन्ती भस्म	–	**10 ग्राम**

सभी औषधियों को मिलाकर 60 पुड़ियां बनाएं। प्रातः नाश्ते एवं रात्रि-भोजन से आधा घण्टा पहले जल/शहद से सेवन करें।

शुक्रवह-स्रोत की व्याधियां

शुक्रवह-स्रोत का मूल- वृषण, शेफ व स्तनों को माना गया है।

शुक्रवह-स्रोत की व्याधियां-क्लैव्य, बन्ध्यता, उपदंश, फिरंग, ओजक्षय इत्यादि।

नंपुसकता तथा शुक्राल्पता (Oligospermia) रोग की चिकित्सा

दिव्य वसन्तकुसुमाकर रस	-	**1-3 ग्राम**
दिव्य त्रिवंग भस्म	-	**5 ग्राम**
दिव्य अभ्रक भस्म	-	**10 ग्राम**
दिव्य गिलोय सत्	-	**10 ग्राम**
दिव्य सिद्ध मकरध्वज	-	**2 ग्राम**
दिव्य प्रवाल पिष्टी	-	**10 ग्राम**

सभी औषधियों को मिलाकर 60 पुड़िया बनाएं। प्रातः नाश्ते एवं रात्रि-भोजन से आधा घण्टा पहले जल/शहद से सेवन करें।

दिव्य शिलाजीत सत्	-	**20 ग्राम**

2-2- बूंद दूध में मिलाकर सेवन करें।

दिव्य यौवनामृत वटी	-	**5 ग्राम**
दिव्य चन्द्रप्रभावटी	-	**40 ग्राम**

2-2 गोली प्रातः व सायं भोजन के बाद दूध से सेवन करें।

दिव्य अश्वगन्धा चूर्ण	-	**100 ग्राम**
दिव्य शतावरी चूर्ण	-	**100 ग्राम**
दिव्य श्वेतमूसली चूर्ण	-	**100 ग्राम**

1-1 चम्मच चूर्ण को प्रातः एवं सायं भोजन के बाद गुनगुने जल के साथ सेवन करें।

शुक्राल्पता में उपरोक्त औषधियों के साथ

कौंच बीज	-	**250 ग्राम**
सफेद गुञ्जा	-	**250 ग्राम**

कौंच बीज तथा सफेद गुञ्जा को कूटकर 1-1 चम्मच की मात्रा में प्रातः एवं सायं दूध के साथ सेवन करने पर शुक्राणुओं की वृद्धि तथा शरीर का पोषण होता है।

(कौंच बीज तथा सफेद गुञ्जा का प्रयोग शोधन के पश्चात् ही करना चाहिए। इसका शोधन दोला यन्त्र विधि से किया जाता है। बीजों को 1 पोटली में लटकाकर 4 ली दूध में पकाएं, जब पकते-पकते दूध गाढ़ा हो जाए तो पोटली को निकालकर, छिलका उतारकर बीजों को पीसकर कर सुरक्षित रख लें।)

नोट-यदि यौन दुर्बलता अधिक हो तो उपरोक्त औषधियों के साथ **यौवन गोल्ड कैप्सूल**

की 2-2 गोली प्रात: एवं सायं सेवन करने से विशेष लाभ होता है।

शुक्राणुहीनता (Azoospermia) की चिकित्सा

दिव्य हीरक भस्म	-	**300 मिग्रा**
दिव्य वसन्तकुसुमाकर रस	-	**2-3 ग्राम**
दिव्य सिद्धमकरध्वज	-	**2-3 ग्राम**

निम्न द्रव्यों को उपरोक्त पुड़िया में मिलाकर सेवन करें।

ओजक्षय (AIDS) रोग की चिकित्सा

दिव्य अमृतोऽजस (1 छोटे चम्मच की मात्रा में प्रात:, दोपहर एवं सायं शहद या जल के साथ सेवन करें ।)

यह औषधि आयुर्वेद की श्रेष्ठतम जीवनीय औषध द्रव्यों से तैयार कर आश्रम (पतंजलि योगपीठ) द्वारा रोगियों को नि:शुल्क प्रदान की जाती है तथा देखा गया है कि इस औषध के सेवन से C D 4 Counts में चमत्कारिक लाभ होता है।

दिव्य कासीस भस्म	-	**5 ग्राम**
दिव्य मुक्ता पिष्टी	-	**4 ग्राम**
दिव्य प्रवाल पंचामृत	-	**10 ग्राम**
दिव्य अभ्रक भस्म	-	**5 ग्राम**
दिव्य गिलोय सत्	-	**10 ग्राम**
दिव्य स्वर्णमाक्षिक भस्म	-	**5 ग्राम**
दिव्य स्वर्ण वसन्तमालती रस	-	**2 ग्राम**
दिव्य वसन्तकुसुमाकर रस	-	**1 ग्राम**
दिव्य हीरक भस्म	-	**300 मिग्रा**

सभी औषधियों को मिलाकर 60 पुड़ियां बनाएं, प्रात: नाश्ते एवं रात्रि-भोजन से आधा घण्टा पहले जल/शहद से सेवन करें।

दिव्य उदरामृत वटी	-	**40 ग्राम**
दिव्य आरोग्य वटी	-	**40 ग्राम**
दिव्य आरोग्यवर्धिनी वटी	-	**40 ग्राम**

1-1 गोली प्रात: व सायं भोजन के बाद गुनगुने जल के साथ सेवन करें।

दिव्य शिलाजीत सत्	-	**20 ग्राम**

2-2- बूंद दूध में मिलाकर सेवन करें।

विशेष-यदि शरीर में ज्वर की प्रतीति हो तो ज्वरनाशक वटी या ज्वरनाशक क्वाथ का

सेवन करें तथा यदि कोई अन्य उपद्रव हो तो उसकी चिकित्सा अलग से करें।

बन्ध्यत्व (महिला) रोग की चिकित्सा

दिव्य शिवलिंगी बीज चूर्ण	–	**100 ग्राम**
दिव्य पुत्रजीवक गिरी	–	**200 ग्राम**

दोनों औषधियों को मिलाकर चूर्ण बनालें। 1 चौथाई चम्मच प्रात: खाली पेट तथा सायं -भोजन से 1 घण्टा बाद गौदुग्ध के साथ सेवन करें।

दिव्य स्त्री रसायन वटी	–	**60 ग्राम**
दिव्य चन्द्रप्रभावटी	–	**60 ग्राम**

2-2 गोली प्रात: व सायं भोजन के बाद गुनगुने जल से सेवन करें।

दिव्य फलघृत 1-1 चम्मच गो दुग्ध से प्रात: व सायं लें।

गर्भाशयनलिका अवरोध (Tube Block) की चिकित्सा

यदि गर्भाशय नलिका अवरोध की वजह से बन्ध्यत्व हो तो उपरोक्त औषधियों के साथ निम्नलिखित औषधियों के सेवन से विशेष लाभ होता है।

काला तिल का चूर्ण	–	**30 ग्राम**
गाजर बीज चूर्ण	–	**50 ग्राम**
सोंठ चूर्ण	–	**50 ग्राम**
अजवायन चूर्ण	–	**25 ग्राम**

सभी औषधियों को मिलाकर 60 पुड़िया बनाएं। प्रात: एवं सायं भोजन से आधा घण्टा पहले जल/शहद/मलाई से सेवन करें।

दिव्य स्त्री रसायन वटी	–	**60 ग्राम**
दिव्य चन्द्रप्रभावटी	–	**60 ग्राम**
दिव्य रज:प्रर्वतनी वटी	–	**40 ग्राम**

1-1 गोली दिन में 2 बार प्रात: नाश्ते, दोपहर-भोजन एवं सायं भोजन के आधे घण्टे बाद गुनगुने जल से सेवन करें।

दिव्य दशमूलारिष्ट	–	**450 मिली**
दिव्य पत्रांगासव	–	**450 मिली**

4 चम्मच औषध में 4 चम्मच पानी मिलाकर प्रात: एवं सायं भोजन के बाद सेवन करें।

Uterine Fibroid/ Ovarian cyst की चिकित्सा

दिव्य शिलासिंदूर	–	**2 ग्राम**

दिव्य गिलोय सत्	–	**10 ग्राम**
दिव्य प्रवाल पिष्टी	–	**10 ग्राम**
दिव्य मुक्ता पिष्टी	–	**4 ग्राम**
दिव्य कहरवा पिष्टी	–	**5 ग्राम**
दिव्य पुनर्नवादि मण्डूर	–	**20 ग्राम**
दिव्य वृद्धिवाधिका वटी	–	**20 ग्राम**

सभी औषधियों को मिलाकर 60 पुड़ियां बनाएं। प्रातः नाश्ते एवं रात्रि-भोजन से आधा घण्टा पहले जल/शहद से सेवन करें।

दिव्य कांचनार गुग्गुलु	–	**60 ग्राम**
दिव्य स्त्रीरसायन वटी	–	**60 ग्राम**

1-1 गोली प्रातः व सायं भोजन के बाद गुनगुने जल से सेवन करें।

मासिकधर्म की अल्पता तथा मासिकधर्म के समय होने वाले शूल की चिकित्सा

दिव्य दशमूल क्वाथ	–	**200 ग्राम**

1 चम्मच क्वाथ को लेकर 400 मिली पानी में पकाएं और 100 मिली शेष रहने पर छानकर प्रातः, सायं खाली पेट पिएं।

दिव्य रजःप्रर्वतनी वटी	–	**40 ग्राम**
दिव्य पुनर्नवादि मण्डूर	–	**40 ग्राम**

2-2 गोली प्रातः व सायं भोजन के बाद गुनगुने जल के साथ सेवन करें।

दिव्य चन्द्रप्रभा वटी	–	**40 ग्राम**
दिव्य स्त्री रसायन वटी	–	**40 ग्राम**
दिव्य कांचनार गुग्गुलु	–	**40 ग्राम**

1-1 गोली प्रातः व सायं भोजन के बाद गुनगुने जल के साथ सेवन करें।

दिव्य पत्रांगासव	–	**450 मिली**
दिव्य अशोकारिष्ट	–	**450 मिली**

4 चम्मच औषध में 4 चम्मच पानी मिलाकर प्रातः एवं सायं भोजन के बाद सेवन करें।

श्वेतप्रदर रोग की चिकित्सा

दिव्य वसंतकुसमाकर रस	–	**1 ग्राम**
दिव्य त्रिवंग भस्म	–	**5 ग्राम**

दिव्य अभ्रक भस्म	–	**5 ग्राम**
दिव्य गिलोयसत्	–	**10 ग्राम**
दिव्य मुक्ता पिष्टी	–	**4 ग्राम**
दिव्य प्रवाल पिष्टी	–	**10 ग्राम**
दिव्य गोदन्ती भस्म	–	**10 ग्राम**

सभी औषधियों को मिलाकर 60 पुड़ियां बनाएं, प्रातः नाश्ते एवं रात्रि-भोजन से आधा घण्टा पहले जल/शहद से सेवन करें।

दिव्य स्त्री रसायन वटी	–	**40 ग्राम**
दिव्य चन्द्रप्रभा वटी	–	**40 ग्राम**

1-1 गोली प्रातः व सायं भोजन के बाद गुनगुने जल से सेवन करें।

दिव्य पुष्यानुग चूर्ण – **100 ग्राम**

आधा चम्मच प्रातः एवं सायं भोजन से आधा घण्टे पहले गुनगुने जल से सेवन करें।

दिव्य पत्राङ्गासव – **450 मिली**

4 चम्मच औषध में 4 चम्मच पानी मिलाकर प्रातः एवं सायं भोजन के बाद सेवन करें।

रक्तप्रदर या मासिकधर्म में अधिक रक्तस्राव होने पर चिकित्सा

दिव्य प्रवाल पिष्टी	–	**10 ग्राम**
दिव्य कहरवा पिष्टी	–	**10 ग्राम**
दिव्य गिलोयसत्	–	**10 ग्राम**
दिव्य मुक्ता पिष्टी	–	**4 ग्राम**

सभी औषधियों को मिलाकर 60 पुड़ियां बनाएं। प्रातः नाश्ते एवं रात्रि-भोजन से आधा घण्टा पहले जल/शहद से सेवन करें।

दिव्य अशोकारिष्ट – **450 मिली**

4 चम्मच औषध को 4 चम्मच पानी में मिलाकर प्रातः एवं सायं भोजन के बाद सेवन करें।

दिव्य स्त्री रसायन वटी – **40 ग्राम**

2-2 गोली प्रातः व सायं भोजन के बाद गुनगुने जल से सेवन करें।

नोटः-लाजवन्ती पञ्चाङ्ग चूर्ण को 1 ग्राम की मात्रा में लेकर प्रातः, सायं घी में मिलाकर खाने से रक्तप्रदर और श्वेतप्रदर में लाभ होता है।

गर्भावस्था में गर्भपोषण हेतु

दिव्य प्रवाल पिष्टी	–	**10 ग्राम**
दिव्य मुक्ता पिष्टी	–	**5 ग्राम**

दिव्य धात्री लौह	–	**10 ग्राम**
दिव्य अभ्रक भस्म	–	**5 ग्राम**
दिव्य गिलोय सत्	–	**5 ग्राम**

सभी औषधियों को मिलाकर 60 पुड़िया बनाएं। प्रातः एवं सायं भोजन से आधा घण्टा पहले जल/शहद/मलाई से सेवन करें।

सोम घृत

1 चम्मच प्रातः एवं सायं दूध के साथ सेवन करें।

गर्भस्राव (बार-बार होने वाले गर्भपात) में

दिव्य कहरवापिष्टी	–	**10 ग्राम**
दिव्य प्रवाल पंचामृत	–	**10 ग्राम**
दिव्य मुक्ता पिष्टी	–	**4 ग्राम**
दिव्य स्फटिक भस्म	–	**4 ग्राम**
दिव्य वसन्तकुसुमाकर रस	–	**2 ग्राम**
दिव्य गिलोय सत्	–	**10 ग्राम**

सभी औषधियों को मिलाकर 60 पुड़ियां बनाएं। प्रातः एवं सायं भोजन से आधा घण्टा पहले जल/शहद/मलाई से सेवन करें।

- **शतशोऽनुभूत ढाक (पलास)** पत्र साधित दुग्ध प्रयोग।

ढाक (पलास) के पत्र को (प्रथम मास में 1 पत्र, द्वितीय मास में 2 पत्र, तृतीय मास में 3 पत्र, चतुर्थ मास में 4 पत्र, पंचम मास में 5 पत्र, षष्ठम मास में 6 पत्र, सप्तम मास में 7 पत्र, अष्टम मास में 8 पत्र तथा नवम मास में 9 पत्रों को 1 गिलास दूध में पकाकर प्रातः एवं सायं लेना चाहिए। उपरोक्त क्षीरपाक विधि से पकाकर लिए गए ढाक के पत्र से चामत्कारिक लाभ हुआ है। साथ में अन्य सहायक चिकित्सा दें।

- धतूरे की जड़ को टुकड़े-टुकड़े कर काले ऊनी धागे में बांधकर कमर में पहनने से गर्भस्राव नहीं होता। (गर्भस्राव की आशंका होने तक इसे धारण किए रहें।)

मनोगत व शिरोगत व्याधियां

आधाशीशी का दर्द (Migraine pain), अवसाद (Depression) तथा जीर्ण शिरःशूल (Chronic Headache) की चिकित्सा

दिव्य मेधा क्वाथ	–	**300 ग्राम**

1 चम्मच औषध को 400 मिली पानी में पकाएं और 100 मिली शेष रहने पर छानकर

प्रातः, सायं खाली पेट पिएं।

दिव्य प्रवाल पिष्टी	–	**10 ग्राम**
दिव्य गिलोय सत्	–	**10 ग्राम**
दिव्य गोदन्ती भस्म	–	**10 ग्राम**

सभी औषधियों को मिलाकर 60 पुड़ियां बनाएं। प्रातः नाश्ते एवं रात्रि-भोजन से आधा घण्टा पहले जल/शहद से सेवन करें।

दिव्य मेधावटी	–	**60 ग्राम**

2-2 गोली प्रातः व सायं भोजन के बाद गुनगुने जल से सेवन करें।

नोटः-रोग के अधिक जीर्ण होने पर एक माह की औषधि में रसराज रस 1 या 2 ग्राम तथा 4 ग्राम **मुक्ता**पिष्टी का प्रयोग करने से विशेष लाभ होता है।

यदि कफ की अधिकता तथा वेदना अधिक हो तो 4-4 बूंद निर्गुण्डी पत्र-स्वरस का नस्य लेने से लाभ होता है।

उन्माद (Insanity/Psychosis), अपस्मार (Epilepsy) की चिकित्सा

दिव्य मेधा क्वाथ	–	**300 ग्राम**

1 चम्मच औषधि को 400 मिली पानी में पकाएं और 100 मिली शेष रहने पर छानकर प्रातः, सायं खाली पेट पिएं।

दिव्य मुक्ता पिष्टी	–	**4 ग्राम**
दिव्य प्रवाल पिष्टी	–	**10 ग्राम**
दिव्य गिलोय सत्	–	**10 ग्राम**
दिव्य गोदन्ती भस्म	–	**10 ग्राम**
दिव्य कुल्या भस्म मिश्रण	–	**10 ग्राम**

सभी औषधियों को मिलाकर 60 पुड़ियां बनाएं। प्रातः नाश्ते एवं रात्रि-भोजन से आधा घण्टा पहले जल/शंहद से सेवन करें।

दिव्य मेधा वटी	–	**60 ग्राम**
दिव्य अश्वगंधा कैप्सूल	–	**20 कैप्सूल**

2-2 गोली प्रातः व सायं भोजन के बाद गुनगुने जल से सेवन करें।

दिव्य अश्वगन्धारिष्ट	–	**450 मिली**
दिव्य सारस्वतारिष्ट	–	**450 मिली**

4 चम्मच (2-2 चम्मच दोनों में से) औषध में 4 चम्मच पानी मिलाकर प्रातः एवं

सायं भोजन के बाद सेवन करें।

नोट-रोग की अधिकता होने पर 1 माह की औषधि में 1 ग्राम रसराज रस, 2 ग्राम मकरध्वज तथा 2-3 ग्राम रजत भस्म मिलाकर सेवन करने से विशेष लाभ होता है।

अपतन्त्रक (Hysteria) तथा योषापस्मार की चिकित्सा

दिव्य मेधावटी	–	**60 ग्राम**
दिव्य स्त्री रसायन वटी	–	**60 ग्राम**
दिव्य अश्वगंधा कैप्सूल	–	**20 कैप्सूल**

1-1 गोली दिन में 3 बार प्रातः नाश्ते, दोपहर-भोजन एवं सायं भोजन के आधे घण्टे बाद सुखोष्ण (गुनगुने) जल से सेवन करें।

दिव्य घृतकुमारी स्वरस	–	**20 मिली**

प्रातः एवं सायं खाली पेट लें।

दिव्य सारस्वतारिष्ट	–	**450 मिली**
दिव्य अशोकारिष्ट	–	**450 मिली**

4 चम्मच (2-2 चम्मच दोनो में से) औषध में 4 चम्मच पानी मिलाकर प्रातः एवं सायं भोजन के बाद सेवन करें।

मन्दबुद्धि CP, मन्गोलिज्म की चिकित्सा

दिव्य मुक्ता पिष्टी	–	**4 ग्राम**
दिव्य प्रवाल पिष्टी	–	**10 ग्राम**
दिव्य मेधावटी	–	**20 ग्राम**
दिव्य गिलोय सत्	–	**10 ग्राम**
दिव्य गोदन्ती भस्म	–	**10 ग्राम**
दिव्य रजत भस्म	–	**2 ग्राम**
दिव्य एकांगवीर रस	–	**5 ग्राम**
दिव्य कुमारकल्याण रस	–	**1 ग्राम**
दिव्य रसराज रस	–	**1 ग्राम**

यदि 1-5 वर्ष का बालक हो तो उपरोक्त सभी औषधियों को मिलाकर 160 पुड़ियां बनाएं। 1-1 पुड़िया को दिन में चार बार शहद या मलाई से सेवन कराएं। यदि बालक 5 वर्ष से बड़ा हो तो 90 पुड़ियां बनाकर 1-1 पुड़िया को दिन में तीन बार शहद या मलाई

से सेवन कराएं।

दिव्य अरविन्दासव	-	**450 मिली**
दिव्य सारस्वतारिष्ट	-	**450 मिली**

5 वर्ष से कम आयु वाले बालक को आधा-आधा चम्मच तथा 5 वर्ष से अधिक आयु के बालक को 1-1 चम्मच औषध में समभाग जल मिलाकर सेवन कराएं।

मूत्रवह-स्रोत की व्याधियां

मूत्रवह-स्रोत का मूल-वस्ति एवं वंक्षण कहा गया है। आचार्य सुश्रुत ने वस्ति एवं मेढ्र को मूत्रवह स्रोत का मूल कहा है।

मूत्रवह स्रोत की व्याधियां-मूत्रकृच्छ्र, मूत्राघात, मूत्राश्मरी आदि।

मूत्रकृच्छ्र (Dysuria) की चिकित्सा

दिव्य गोक्षुरादि गुग्गुलु	-	**60 ग्राम**
दिव्य चन्द्रप्रभावटी	-	**40 ग्राम**
दिव्य गिलोयघन वटी	-	**60 ग्राम**

1-1 गोली दिन में 3 बार प्रातः नाश्ते, दोपहर-भोजन एवं सायं भोजन के आधे घण्टे बाद सुखोष्ण (गुनगुने) जल से सेवन करें।

दिव्य चन्दनासव	-	**450 मिली**

4 चम्मच औषध में 4 चम्मच पानी मिलाकर प्रातः एवं सायं भोजन के बाद सेवन करें।

मूत्राश्मरी (Urolythiasis/Stone in Bladder) की चिकित्सा

दिव्य अश्मरीहर क्वाथ	-	**300 ग्राम**

1 चम्मच औषधि को 400 मिली पानी में पकाएं और जब 100 मिली शेष रहने पर छानकर प्रातः, सायं खाली पेट पिएं।

दिव्य अश्मरीहर रस	-	**50 ग्राम**

1-1 ग्राम औषधि को अश्मरीहर क्वाथ के साथ सेवन कराएं।

दिव्य गोक्षुरादि गुग्गुलु	-	**60 ग्राम**
दिव्य चन्द्रप्रभा वटी	-	**60 ग्राम**

1-1 गोली प्रातः व सायं भोजन के बाद सुखोष्ण (गुनगुने) जल से सेवन करें।

नोट- पत्थरचट्टे का पत्ता रोज प्रातः खाली पेट चबाकर खाएं।

वृक्क की निष्क्रियता (CRF) एवं कार्याल्पता की चिकित्सा

दिव्य सर्वकल्प क्वाथ	–	**100 ग्राम**
दिव्य वृक्कदोषहर क्वाथ	–	**200 ग्राम**
नीम छाल	–	**5 ग्राम**
पीपल छाल	–	**5 ग्राम**

सभी औषधियों को मिलाकर 1 चम्मच (लगभग 5-7 ग्राम) की मात्रा में लेकर 400 मिली पानी में पकाएं और 100 मिली शेष रहने पर छानकर प्रातः, सायं खाली पेट पियें।

दिव्य गिलोयघन वटी	–	**60 ग्राम**

2-2 गोली प्रातः व सायं खाली पेट सुखोष्ण (गुनगुने) जल से सेवन करें।

दिव्य वसन्तकुसुमाकर रस	–	**1 ग्राम**
दिव्य गिलोय सत्	–	**10 ग्राम**
दिव्य हजरुल यहूद भस्म	–	**10 ग्राम**
दिव्य पुनर्नवादि मण्डूर	–	**20 ग्राम**
दिव्य श्वेत पर्पटी	–	**5 ग्राम**

सभी औषधियों को मिलाकर 60 पुड़ियां बनाएं। प्रातः नाश्ते एवं रात्रि-भोजन से आधा घण्टा पहले जल/शहद से सेवन करें।

दिव्य गोक्षुरादि गुग्गुलु	–	**60 ग्राम**
दिव्य चन्द्रप्रभा वटी	–	**60 ग्राम**
दिव्य वृक्कदोषहर वटी	–	**60 ग्राम**

1-1 गोली दिन में 2-3 बार प्रातः नाश्ते, दोपहर-भोजन एवं सायं भोजन के आधे घण्टे बाद गुनगुने जल से सेवन करें।

नोट- उच्चरक्तचाप होने की स्थिति में मुक्तावटी की 1-1 या 2-2 गोली प्रातः एवं सायं खाली पेट पानी या काढ़े से लें।

पुरीष-वह स्रोत की व्याधियां

अर्श (शुष्कार्श/Piles) की चिकित्सा

दिव्य सर्वकल्प क्वाथ	–	**200 ग्राम**
दिव्य कायाकल्प क्वाथ	–	**200 ग्राम**

दोनों औषधियों को मिलाकर 1 चम्मच (लगभग 5-7 ग्राम) की मात्रा में लेकर 400 मिली पानी में पकाएं 100 मिली शेष रहने पर छानकर प्रातः एवं सायं खाली पेट पिएं।

दिव्य अर्शकल्प वटी – **60 ग्राम**

1-1 गोली को मुलेठी तथा कायाकल्प क्वाथ के साथ सेवन करें।

दिव्य सप्तविंशति गुग्गुलु – **60 ग्राम**

दिव्य त्रिफला गुग्गुलु – **60 ग्राम**

1-1 गोली दिन में 2 बार प्रातः नाश्ते एवं सायं भोजन के आधे घण्टे बाद गुनगुने जल से सेवन करें।

दिव्य अभयारिष्ट – **450 मिली**

4 चम्मच औषध में 4 चम्मच पानी मिलाकर प्रातः एवं सायंभोजन के बाद सेवन करें।

दिव्य उदरकल्प चूर्ण – **100 ग्राम**

या दिव्य चूर्ण – **100 ग्राम**

या दिव्य त्रिफला चूर्ण – **100 ग्राम**

इन तीनों में से किसी एक चूर्ण को 1 चम्मच रात्रि में गुनगुने जल के साथ सेवन करें।

दिव्य कायाकल्प तेल – **100 मिली**

या जात्यादि तैल

को रूई में लगाकर गुदा मार्ग में लगाएं।

अर्श (रक्तार्श) की चिकित्सा

दिव्य मुलेठी क्वाथ – **100 ग्राम**

दिव्य सर्वकल्प क्वाथ – **100 ग्राम**

दिव्य कायाकल्प क्वाथ – **100 ग्राम**

सबको मिलाकर 1 चम्मच मात्रा में लेकर 400 मिली पानी में पकाएं और 100 मिली शेष रहने पर छानकर प्रातः, सायं खाली पेट पियें।

दिव्य अर्शकल्प वटी – **40 ग्राम**

1-1 गोली दिन में 2 बार प्रातः नाश्ते एवं सायं भोजन के आधे घण्टे बाद उपरोक्त क्वाथ के साथ सेवन करें।

दिव्य उशीरासव – **450 मिली**

दिव्य अभयारिष्ट – **450 मिली**

4 चम्मच औषध में 4 चम्मच पानी मिलाकर प्रातः एवं सायं भोजन के बाद सेवन करें।

दिव्य चूर्ण – **100 ग्राम**

1 चम्मच चूर्ण रात को सोते समय दूध या गुनगुने जल के साथ सेवन करें।

नोट-महानिम्ब (बकायन) बीज का चूर्ण बनाकर प्रातः एवं सायं भोजन से पूर्व 3 ग्राम

की मात्रा में ताजे जल से सेवन करने से विशेष लाभ मिलता है।

यदि अर्श में रक्तस्राव अधिक मात्रा में हो तो-

यदि रक्तस्राव अधिक मात्रा में हो रहा हो तो उपरोक्त औषधियों के साथ निम्नलिखित औषधियों के सेवन से विशेष लाभ होता है।

दिव्य मुक्ता पिष्टी	–	**4 ग्राम**
दिव्य रसमाणिक्य	–	**2 ग्राम**
दिव्य प्रवाल पिष्टी	–	**10 ग्राम**
दिव्य गिलोय सत्	–	**10 ग्राम**
दिव्य कहरवा पिष्टी	–	**10 ग्राम**

सभी औषधियों को मिलाकर 60 पुड़िया बनाएं, प्रातः नाश्ते एवं रात्रि-भोजन से आधा घण्टा पहले जल/शहद/दूर्वास्वरस से सेवन करें।

भगन्दर (Fistula) की चिकित्सा

दिव्य कायाकल्प क्वाथ	–	**200 ग्राम**
दिव्य मुलेठी क्वाथ	–	**200 ग्राम**

दोनों औषधियों को मिलाकर 1 चम्मच (लगभग 5-7 ग्राम) की मात्रा में लेकर 400 मिली पानी में पकाएं 100 मिली शेष रहने पर प्रातः एवं सायं छानकर खाली पेट पिएं।

दिव्य रसमाणिक्य	–	**3 ग्राम**
दिव्य गिलोय सत्	–	**10 ग्राम**
दिव्य मुक्ता पिष्टी	–	**4 ग्राम**
दिव्य शंख भस्म	–	**10 ग्राम**
दिव्य प्रवाल पिष्टी	–	**10 ग्राम**
दिव्य कहरवा पिष्टी	–	**10 ग्राम**

सभी औषधियों को मिलाकर 60 पुड़िया बनाएं। प्रातः एवं सायं भोजन से आधा घण्टा पहले जल/शहद/मलाई से सेवन करें।

दिव्य कायाकल्प वटी	–	**40 ग्राम**
दिव्य अर्शकल्प वटी	–	**40 ग्राम**

2-2 गोली दिन में दो बार प्रातः एवं सायं खाली पेट उपरोक्त क्वाथ के साथ सेवन करें।

दिव्य सप्तविंशति गुग्गुलु	–	**60 ग्राम**
दिव्य त्रिफला गुग्गुलु	–	**60 ग्राम**

दिव्य आरोग्यवर्धिनी वटी	-	**60 ग्राम**

1-1 गोली दिन में 2 बार प्रातः नाश्ते एवं सायं भोजन के आधे घण्टे बाद गुनगुने जल से सेवन करें।

दिव्य अभयारिष्ट	-	**450 मिली**

4 चम्मच औषध में 4 चम्मच पानी मिलाकर प्रातः एवं सायं भोजन के बाद सेवन करें।

दिव्य कायाकल्प तैल या जात्यादि तैल	-	**100 मिली**

सूती कपड़े में भिगोकर रात्रि में गुदा मार्ग के अन्दर रखें।

त्वचागत व्याधियां

सोरायसिस, एक्ज़िमा, श्वित्र, युवान पीडकाएं (मुहांसे), शीत-पित्त, उदर्द, कोठ इत्यादि।

सोरायसिस तथा एक्जिमा की चिकित्सा

दिव्य कायाकल्प वटी	-	**20 ग्राम**
गंधक रसायन	-	**10 ग्राम**
दिव्य गिलोय सत्	-	**20 ग्राम**
दिव्य रसमाणिक्य	-	**2 ग्राम**
दिव्य ताल सिन्दूर	-	**1 ग्राम**
दिव्य प्रवाल पिष्टी	-	**10 ग्राम**

सभी औषधियों को मिलाकर 60 पुड़िया बनाएं। प्रातः एवं सायं भोजन से आधा घण्टा पहले जल/शहद/मलाई से सेवन करें।

दिव्य कैशोर गुग्गुलु	-	**60 ग्राम**
दिव्य आरोग्यवर्धिनी वटी	-	**40 ग्राम**
दिव्य निम्ब घनवटी	-	**60 ग्राम**

1-1 गोली दिन में 2 बार प्रातः नाश्ते एवं सायं भोजन के आधे घण्टे बाद गुनगुने जल से सेवन करें।

दिव्य महामञ्जिष्ठारिष्ट	-	**450 मिली**
दिव्य खदिरारिष्ट	-	**450 मिली**

4 चम्मच (2-2 चम्मच दोनों में से) औषध में 4 चम्मच पानी मिलाकर प्रातः एवं सायं भोजन के बाद सेवन करें।

दिव्य कायाकल्प तैल	-	**100 मिली**

प्रभावित स्थान पर लगाएं। निम्ब तैल का भी प्रयोग किया जा सकता है।

शिवत्र (Leucoderma/Vitiligo) रोगी की चिकित्सा

दिव्य कायाकल्प वटी	-	**20 ग्राम**
दिव्य गिलोय सत्	-	**20 ग्राम**
दिव्य शुद्ध बाकुची चूर्ण	-	**50 ग्राम**

सभी औषधियों को मिलाकर 60 पुड़ियां बनाएं। प्रातः नाश्ते एवं रात्रि-भोजन से आधा घण्टा पहले जल/शहद से सेवन करें।

दिव्य कैशोर गुग्गुलु	-	**60 ग्राम**
दिव्य आरोग्यवर्धिनी वटी	-	**40 ग्राम**

2-2 गोली प्रातः व सायं भोजन के बाद गुनगुने जल से सेवन करें।

दिव्य महामञ्जिष्ठारिष्ट	-	**450 मिली**

4 चम्मच औषध में 4 चम्मच पानी मिलाकर प्रातः एवं सायं भोजन के बाद सेवन करें।

शिवत्रघ्न लेप-निम्ब पत्र स्वरस, गोबरस्वरस तथा गोमूत्र को मिश्रित कर लेप लगाएं, यदि लेप लगाने के बाद जलन हो या फफोले हों तो तुरन्त जल से धो डालें।

दिव्य कायाकल्प तैल	-	**100 मिली**

प्रभावित स्थान पर लगाएं।

युवान पिडिका (मुहांसे) की चिकित्सा

दिव्य कायाकल्प वटी	-	**40 ग्राम**

2-2 गोली प्रातः एवं सायं खाली पेट जल से सेवन करें।

दिव्य कैशोर गुग्गुलु	-	**40 ग्राम**
दिव्य निम्ब घनवटी	-	**40 ग्राम**
दिव्य आरोग्यवर्धिनी वटी	-	**40 ग्राम**

1-1 गोली प्रातः व सायं खाली पेट जल से सेवन करें।

दिव्य खदिरारिष्ट	-	**450 मिली**

4 चम्मच औषधियों में 4 चम्मच पानी मिलाकर प्रातः एवं सायं भोजन के बाद सेवन करें।

दिव्य कान्ति लेप- आवश्यकतानुसार पानी में व गुलाब जल में अथवा गाय के कच्चे दूध में लेप बनाकर चेहरे पर लगाएं, 2 या 3 घण्टे बाद चेहरे को धो डालें।

एलोवेरा जैल का प्रयोग चेहरे पर करें।

नोटः- जिन्हें कब्ज रहता हो वे दिव्य त्रिफला चूर्ण अथवा दिव्य उदरकल्प चूर्ण का प्रयोग करें।

शीत-पित्त, उदर्द तथा कोठ की चिकित्सा

दिव्य कायाकल्प वटी – **40 ग्राम**

2-2 गोली प्रातः व सायं खाली पेट जल से सेवन करें।

दिव्य नीम घनवटी – **60 ग्राम**

दिव्य गिलोयघन वटी – **60 ग्राम**

2-2 गोली प्रातः व सायं भोजन के बाद गुनगुने जल से सेवन करें।

दिव्य हरिद्राखण्ड – **200 ग्राम**

आधा-आधा चम्मच भोजन के बाद गुनगुने जल से सेवन करें।

दिव्य नारियल तैल – **250 ग्राम**

देशी कपूर – **25 ग्राम**

दोनों को मिलाकर प्रभावित स्थान पर प्रयोग करें।

मधुमेह की चिकित्सा

दिव्य वसन्तकुसुमाकर रस – **2 ग्राम**

दिव्य अभ्रक भस्म – **5 ग्राम**

दिव्य स्वर्णमाक्षिक भस्म – **5 ग्राम**

दिव्य गिलोय सत् – **20 ग्राम**

दिव्य प्रवाल पंचामृत – **10 ग्राम**

दिव्य मुक्तापिष्टी – **4 ग्राम**

सभी औषधियों को मिलाकर 60 पुड़िया बनाएं। प्रातः नाश्ते एवं रात्रि-भोजन से आधा घण्टा पहले मलाई से सेवन करें।

दिव्य मधुनाशिनी वटी – **120 गोली**

2-2 गोली प्रातः व सायं खाली पेट चबाकर जल से सेवन करें।

दिव्य आरोग्यवर्धिनी वटी – **40 ग्राम**

दिव्य गिलोयंघन वटी – **40 ग्राम**

1-1 गोली दिन में 2 बार भोजन के आधे घण्टे बाद गुनगुने जल से सेवन करें।

दिव्य चन्द्रप्रभावटी – **60 ग्राम**

दिव्य मधुकल्प वटी – **60 ग्राम**

2-2 गोली दिन में 2 बार भोजन के आधे घण्टे बाद गुनगुने जल से सेवन करें।

दिव्य शिलाजित सत् 1-1 बूंद दूध से लें।

नोट-करञ्ज बीज चूर्ण को आधा-आधा चम्मच की मात्रा में प्रातः एवं सायं भोजन से

पहले सेवन करने से विशेष लाभ होता है।

प्रमेह तथा शुक्रमेह की चिकित्सा

दिव्य सर्वकल्प क्वाथ – 100 ग्राम

दिव्य वृक्कदोषहर क्वाथ – 200 ग्राम

दोनों औषधियों को मिलाकर 1 चम्मच (लगभग 5-7 ग्राम) की मात्रा में लेकर 400 मिली पानी में पकाएं और 100 मिली शेष रहने पर छानकर प्रातः, सायं खाली पेट पिएं।

दिव्य गिलोयघन वटी – 60 ग्राम

2-2 गोली उपरोक्त क्वाथ से सेवन करें।

दिव्य आंवला चूर्ण – 100 ग्राम

दिव्य वंगभस्म – 5 ग्राम

दिव्य प्रवाल पंचामृत – 5 ग्राम

दिव्य हजरुल यहूद भस्म – 5 ग्राम

दिव्य गिलोय सत् – 20 ग्राम

सभी औषधियों को मिलाकर 1-1 चम्मच प्रातः, नाश्ते एवं रात्रि-भोजन से आधा घण्टा पहले जल/शहद से सेवन करें।

दिव्य गोक्षुरादि गुग्गुलु – 60 ग्राम

दिव्य चन्द्रप्रभा वटी – 60 ग्राम

दिव्य शिलाजीत रसायन वटी – 60 ग्राम

1-1 गोली दिन में 3 बार प्रातः नाश्ते, दोपहर-भोजन एवं सायं भोजन के आधे घण्टे बाद जल से सेवन करें।

अन्य व्याधियां

थैलेसीमिया (Thalessemia) की चिकित्सा

दिव्य सर्वकल्प क्वाथ – 300 ग्राम

1 चम्मच औषध को 400 मिली पानी में पकाएं और 100 मिली शेष रहने पर छानकर प्रातः, सायं खाली पेट पिएं।

दिव्य कुमारकल्याण रस – 1-2 ग्राम

दिव्य प्रवाल पिष्टी – 5 ग्राम

दिव्य कहरवा पिष्टी – 5 ग्राम

दिव्य मुक्ता पिष्टी – 5 ग्राम

दिव्य गिलोयसत्	–	**10 ग्राम**
दिव्य प्रवालपंचामृत	–	**5 ग्राम**

सभी औषधियों को मिलाकर 60 पुड़ियां बनाएं। प्रातः नाश्ते एवं रात्रि-भोजन से आधा घण्टा पहले जल/शहद से सेवन करें।

दिव्य कैशोर गुगुल	–	**40 ग्राम**
दिव्य आरोग्यवर्धिनी वटी	–	**20 ग्राम**

1-1 गोली प्रातः व सायं भोजन के बाद गुनगुने जल से सेवन करें।

दिव्य घृतकुमारी स्वरस	–	**10 मिली**
दिव्य गिलोय स्वरस	–	**10 मिली**

इसमें (उपरोक्त दोनों स्वरसों में) गेंहूँ के ज्वारे का रस मिलाकर प्रातः एवं सायं खाली पेट सेवन करें।

मांसगत वात (Muscular Dystrophy) व अपंग बच्चों के लिए चिकित्सा

दिव्य एकांगवीर रस	–	**5 ग्राम**
दिव्य प्रवालपिष्टी	–	**10 ग्राम**
दिव्य गिलोयसत्	–	**10 ग्राम**
दिव्य स्वर्ण माक्षिक भस्म	–	**5 ग्राम**
दिव्य मुक्ता पिष्टी	–	**2 ग्राम**
दिव्य रसराज रस	–	**1 ग्राम**
दिव्य वसन्तकुसुमाकर रस	–	**1 ग्राम**

सभी औषधियों को मिलाकर 90 पुड़ियां बनाएं। प्रातः नाश्ते, दोपहर-भोजन एवं रात्रि-भोजन से आधा घण्टा पहले जल/शहद/मलाई से सेवन करें।

दिव्य त्रयोदशांग गुग्गुलु	–	**40 ग्राम**
दिव्य चन्द्रप्रभा वटी	–	**40 ग्राम**
दिव्य शिलाजीत रसायन	–	**40 ग्राम**

1-1 गोली प्रातः व सायं भोजन के बाद गुनगुने जल से सेवन करें।

दिव्य अश्वगंधा चूर्ण	–	**100 ग्राम**

2-2 ग्राम प्रातः दोपहर एवं सायं भोजन के बाद दूध से सेवन करें।

दिव्य अश्वगंधारिष्ट	–	**450 मिली**

4 चम्मच औषध में 4 चम्मच पानी मिलाकर प्रातः एवं सायं भोजन के बाद सेवन करें।

नोट- 20 मिली गेंहूँ के ज्वारे के रस में 20 मिली गिलोय का रस मिलाकर प्रातः एवं सायं खाली पेट पिएं।

Scleroderma की चिकित्सा

दिव्य सर्वकल्प क्वाथ	-	**100 ग्राम**
दिव्य कायाकल्प क्वाथ	-	**200 ग्राम**

दोनों औषधियों को मिलाकर 1 चम्मच (लगभग 5-7 ग्राम) की मात्रा में लेकर 400 मिली पानी में पकाएं। 100 मिली शेष रहने पर प्रातः एवं सायं छानकर खाली पेट पिएं।

दिव्य गिलोयघन वटी	-	**40 ग्राम**

1-1 गोली दिन में दो बार उपरोक्त काढ़े के साथ सेवन करें।

दिव्य रसमाणिक्य	-	**3 ग्राम**
दिव्य रसराज रस	-	**1 ग्राम**
दिव्य गिलोय सत्	-	**10 ग्राम**
दिव्य मुक्ता पिष्टी	-	**2 ग्राम**
दिव्य कायाकल्प वटी	-	**20 ग्राम**
दिव्य प्रवाल पंचामृत	-	**10 ग्राम**

सभी औषधियों को मिलाकर 60 पुड़ियां बनाएं। प्रातः एवं सायं भोजन से आधा घण्टा पहले जल/शहद/मलाई से सेवन करें।

दिव्य कैशोर गुग्गुलु	-	**60 ग्राम**
दिव्य आरोग्यवर्धिनी वटी	-	**40 ग्राम**
दिव्य पुनर्नवादि मण्डूर	-	**40 ग्राम**

1-1 गोली दिन में 2 बार प्रातः नाश्ते एवं सायं-भोजन के आधे घण्टे बाद गुनगुने जल से सेवन करें।

दिव्य खदिरारिष्ट	-	**450 मिली**
दिव्य महामंजिष्ठादि क्वाथ	-	**450 मिली**

4 चम्मच औषध में 4 चम्मच पानी मिलाकर प्रातः एवं सायं भोजन के बाद सेवन करें।

दिव्य कायाकल्प तेल	-	**100 मिली**

प्रभावित स्थान पर लगाएं।

मल्टीपल स्कलोरोसिस की चिकित्सा

दिव्य एकांगवीर रस	-	**5 ग्राम**
दिव्य महावातविध्वंसन रस	-	**5 ग्राम**
दिव्य बृहत् वातचिन्तामणि रस	-	**2 ग्राम**
दिव्य प्रवाल पिष्टी	-	**10 ग्राम**
दिव्य गिलोय सत्	-	**10 ग्राम**

सभी औषधियों को मिलाकर 60 पुड़िया बनाएं। प्रातः नाश्ते एवं रात्रि-भोजन से आधा घण्टा पहले जल/शहद से सेवन करें।

दिव्य मेधा वटी	-	**60 ग्राम**
दिव्य चन्द्रप्रभावटी	-	**60 ग्राम**
दिव्य त्र्योदशांग गुग्गुल	-	**60 ग्राम**
दिव्य शिलाजीत रसायन	-	**40 ग्राम**

1-1 गोली दिन में 3 बार प्रातः नाश्ते, दोपहर-भोजन एवं सायं भोजन के आधे घण्टे बाद गुनगुने जल से सेवन करें।

दिव्य आरोग्य वटी	-	**60 ग्राम**

1-1 गोली प्रातः एवं सायं खाली पेट गुनगुने जल के साथ सेवन करें।

दिव्य अश्वगंधा चूर्ण	-	**100 ग्राम**

2-2 ग्राम भोजन के बाद दूध से सेवन करें।

कर्कटार्बुद (Cancer) की चिकित्सा

दिव्य सर्वकल्प क्वाथ	-	**200 ग्राम**
दिव्य कायाकल्प क्वाथ	-	**100 ग्राम**

दोनों औषधियों को मिलाकर 1 चम्मच (लगभग 5-7 ग्राम) की मात्रा में लेकर 400 मिली पानी में पकाएं और 100 मिली शेष रहने पर छानकर प्रातः, सायं खाली पेट पिएं। (क्वाथ के साथ आरोग्य वटी का भी सेवन कराया जा सकता है।)

दिव्य संजीवनी वटी	-	**20 ग्राम**
दिव्य शिलासिन्दूर	-	**3 ग्राम**
दिव्य ताम्र भस्म	-	**1 ग्राम**
दिव्य गिलोय सत्	-	**20 ग्राम**
दिव्य अभ्रक भस्म	-	**5 ग्राम**

दिव्य हीरक भस्म	–	**300 से 500 मिग्रा**
दिव्य स्वर्ण वसन्तमालती रस	–	**2 से 4 ग्राम**
दिव्य मुक्ता पिष्टी	–	**4 ग्राम**
दिव्य प्रवाल पंचामृत	–	**5 ग्राम**

सभी औषधियों को मिलाकर 90 पुड़ियां बनाएं। प्रातः, दोपहर एवं रात्रि–भोजन से आधा घण्टा पहले जल/शहद/मलाई से सेवन करें।

नोट– फेफड़ो का कैन्सर होने पर अभ्रक भस्म 5 ग्राम मिला देनी चाहिए तथा श्वासारि क्वाथ का भी प्रयोग किया जा सकता है। यदि खुजली या चर्म विकार हो तो उपरोक्त में संजीवनी वटी न मिलाए।

दिव्य कांचनार गुग्गुलु	–	**60 ग्राम**
दिव्य वृद्धिवाधिका वटी	–	**40 ग्राम**
दिव्य आरोग्यवर्धिनी वटी	–	**40 ग्राम**

1–1 गोली दिन में 3 बार प्रातः नाश्ते, दोपहर–भोजन एवं सायं भोजन के आधे घण्टे बाद गुनगुने जल से सेवन करें।

गेंहू के ज्वारे का रस	–	**25 मिली**
गिलोय का रस	–	**25 मिली**
घृतकुमारी का रस	–	**25 मिली**
दिव्य गोधन अर्क	–	**25 मिली**
नीम पत्र	–	**5 से 7 पत्ते**
तुलसी पत्र	–	**11 पत्ते**

इनको मिलाकर प्रातः एवं सायं 2 बार खाली पेट सेवन करें।

CML, AML, रक्तार्बुद (Blood Cancer) की चिकित्सा

दिव्य सर्वकल्प क्वाथ	–	**200 ग्राम**
दिव्य कायाकल्प	–	**100 ग्राम**

1 चम्मच औषध को 400 मिली पानी में पकाएं और 100 ग्राम शेष रहने पर छानकर प्रातः, सायं खाली पेट पिएं।

दिव्य रसमाणिक्य	–	**3 ग्राम**
दिव्य गिलोय सत्	–	**10 ग्राम**
दिव्य प्रवाल पंचामृत	–	**5 ग्राम**
दिव्य अभ्रक भस्म	–	**5 ग्राम**

दिव्य मुक्ता पिष्टी	-	**4 ग्राम**
दिव्य स्वर्ण वसन्तमालती रस	-	**3-5 ग्राम**
दिव्य हीरक भस्म	-	**300-500 मिग्रा**
दिव्य कासीस भस्म	-	**5 ग्राम**

सभी औषधियों को मिलाकर 60 पुड़ियां बनाएं। प्रात: एवं सायं भोजन से आधा घण्टा पहले जल/शहद/मलाई से सेवन करें।

दिव्य कैशोर गुग्गुलु	-	**60 ग्राम**
दिव्य आरोग्यवर्धिनी वटी	-	**40 ग्राम**
दिव्य उदरामृत	-	**40 ग्राम**

1-1 गोली दिन में 2 बार प्रात: नाश्ते एवं सायं भोजन के आधे घण्टे बाद गुनगुने जल से सेवन करें।

गेहूँ के ज्वारे का रस	-	**25 मिली**
गिलोय रस	-	**25 मिली**
घृतकुमारी रस	-	**25 मिली**
दिव्य गोधन अर्क	-	**25 मिली**
नीम पत्र	-	**5 नग**
तुलसी पत्र	-	**10 नग**

सभी का रस मिलाकर प्रात: एवं सायं खाली पेट सेवन करें।

दुष्ट व्रण (पुराने घाव) की चिकित्सा

दिव्य कायाकल्प क्वाथ	-	**100 ग्राम**
दिव्य दशमूल क्वाथ	-	**100 ग्राम**

दोनों औषधियों को मिलाकर 1 चम्मच (लगभग 5-7 ग्राम) की मात्रा में लेकर 400 मिली पानी में पकाएं और 100 मिली शेष रहने पर छानकर प्रात:, सायं खाली पेट पियें।

दिव्य कायाकल्प वटी	-	**20 ग्राम**
दिव्य मुक्ता पिष्टी	-	**4 ग्राम**
दिव्य प्रवाल पिष्टी	-	**10 ग्राम**
दिव्य गिलोय सत्	-	**20 ग्राम**
दिव्य रसमाणिक्य	-	**2 ग्राम**

सभी औषधियों को मिलाकर 60 पुड़ियां बनाएं। प्रात: नाश्ते एवं रात्रि भोजन से आधा घण्टा पहले जल/शहद से सेवन करें।

रोग की जीर्णावस्था में 1-2 ग्राम स्वर्ण वसन्तमालती रस उपरोक्त पुड़िया में मिला लें।

दिव्य कैशोर गुग्गुलु	-	**60 ग्राम**
दिव्य आरोग्यवर्धिनी वटी	-	**40 ग्राम**
दिव्य नीमघन वटी	-	**40 ग्राम**

1-1 गोली दिन में 2 बार प्रात: नाश्ते एवं सायं -भोजन के आधे घण्टे बाद गुनगुने जल से सेवन करें।

नोट-त्रिफला क्वाथ या पंचवल्कल क्वाथ से प्रक्षालन करने पर विशेष लाभ मिलता है। जात्यादि तैल का स्थानिक प्रयोग करें।

कम्पवात (Parkinson Disease) की चिकित्सा

दिव्य मेधा क्वाथ	-	**300 ग्राम**

1 चम्मच औषध को 400 मिली पानी में पकाएं और 100 मिली शेष रहने पर छानकर प्रात:, सायं खाली पेट पियें।

दिव्य एकांगवीर रस	-	**10 ग्राम**
दिव्य मुक्ता पिष्टी	-	**4 ग्राम**
दिव्य वसन्तकुसुमाकर रस	-	**1 ग्राम**
दिव्य स्वर्ण माक्षिक	-	**5 ग्राम**
दिव्य प्रवाल पिष्टी	-	**10 ग्राम**
दिव्य रसराज रस	-	**1 ग्राम**
दिव्य गिलोय सत्	-	**10 ग्राम**
दिव्य मकरध्वज	-	**2 ग्राम**

सभी औषधियों को मिलाकर 60 पुड़ियां बनाएं। प्रात: नाश्ते एवं रात्रि-भोजन से आधा घण्टा पहले जल/शहद से सेवन करें।

दिव्य मेधावटी	-	**60 ग्राम**
दिव्य चन्द्रप्रभावटी	-	**60 ग्राम**
दिव्य त्रयोदशांग गुग्गुलु	-	**60 ग्राम**

1-1 गोली दिन में 3 बार प्रात: नाश्ते, दोपहर-भोजन एवं सायं भोजन के आधे घण्टे बाद गुनगुने जल से सेवन करें।

आंत्रवृद्धि (Hernia) की चिकित्सा

दिव्य सर्वकल्प क्वाथ	-	**300 ग्राम**

1 चम्मच औषध को 400 मिली पानी में पकाएं और 100 ग्राम शेष रहने पर छानकर प्रातः, सायं खाली पेट पिएं।

दिव्य त्रिकटु चूर्ण	–	**25 ग्राम**
दिव्य प्रवाल पिष्टी	–	**10 ग्राम**
दिव्य गोदन्ती भस्म	–	**10 ग्राम**

सभी औषधियों को मिलाकर 60 पुड़ियां बनाएं। प्रातः नाश्ते एवं रात्रि-भोजन से आधा घण्टा पहले जल/शहद से सेवन करें।

दिव्य कांचनार गुग्गुलु	–	**60 ग्राम**
दिव्य वृद्धिवाधिका वटी	–	**40 ग्राम**

2-2 गोली प्रातः व सायं भोजन के बाद गुनगुने जल से सेवन करें।

मोतियाबिन्द, ग्लूकोमा की चिकित्सा

दिव्य आमलकी रसायन	–	**200 ग्राम**
दिव्य सप्तामृत लौह	–	**20 ग्राम**
दिव्य मुक्ताशुक्ति	–	**10 ग्राम**

सभी औषधियों को मिलाकर 1-1 चम्मच भोजन से पहले जल अथवा शहद से लें।

दिव्य दृष्टि आईड्राप

1-1 बूंद दोनों आँखों में डालें।

दिव्य महात्रिफला घृत	–	**200 ग्राम**

1-1 चम्मच भोजन के बाद दूध से लें।

कर्णस्राव व बाधिर्य की चिकित्सा

दिव्य सारिवादि वटी	–	**20 ग्राम**
दिव्य चन्द्रप्रभा वटी	–	**40 ग्राम**
दिव्य शिलाजीत रसायन	–	**40 ग्राम**
दिव्य त्रिफला गुग्गुलु	–	**40 ग्राम**

1-1 गोली प्रातः व सायं भोजन के बाद गुनगुने जल से सेवन करें।

दिव्य सारस्वतारिष्ट	–	**450 मिली**

4 चम्मच औषध में 4 चम्मच पानी मिलाकर प्रातः एवं सायं भोजन के बाद सेवन करें।

दिव्य कायाकल्प तैल – **100 मिली**

प्रभावित स्थान पर लगाएं।

नोट-चिकित्सकीय निरीक्षण में कर्णधूपन करने से विशेष लाभ होता है।

- 2-2 बूंद सुदर्शन पत्र-स्वरस को कान में डालने से कर्णस्राव का शमन होता है।
- 2-2 बूंद तुलसी पत्र-स्वरस को कान में डालने से कर्णशूल का शमन होता है।
- पत्थरचट्टा के पीले पत्र का स्वरस निकालकर गुनगुना करके 1-1 बूंद कान में डालने से कर्णस्राव व कर्णशूल में विशेष लाभ होता है।

कर्णनाद (Tinnitus) की चिकित्सा

दिव्य विषतिन्दुक वटी – **40 ग्राम**
दिव्य चन्द्रप्रभावटी – **40 ग्राम**
दिव्य सारिवादि वटी – **20 ग्राम**

1-1 गोली दिन में 2 बार प्रात: नाश्ते, दोपहर-भोजन एवं सायं भोजन के आधे घण्टे बाद गुनगुने जल से सेवन करें।

दिव्य अश्वगन्धा चूर्ण – **100 ग्राम**
दिव्य वातारि चूर्ण – **100 ग्राम**

खाने से आधा घंटा पहले आधा-आधा चम्मच प्रात: एवं सायं गुनगुने पानी से लें।

नासार्श (Nasal polyp) की चिकित्सा

दिव्य अर्शकल्प वटी – **40 ग्राम**

2-2 गोली प्रात: एवं सायं खाली पेट गुनगुने जल से सेवन करें।

दिव्य कांचनार गुग्गुलु – **40 ग्राम**
दिव्य चन्द्रप्रभावटी – **40 ग्राम**

2-2 गोली प्रात: एवं सायं खाने के बाद गुनगुने जल से सेवन करें।

नोट-षड्बिन्दु तैल का नस्य लेने से विशेष लाभ होता है।

नकसीर (नासागत रक्तपित्त/Epistaxis) की चिकित्सा

दिव्य उशीरासव – **450 मिली**

4 चम्मच औषध में 4 चम्मच पानी मिलाकर प्रात: एवं सायं भोजन के बाद सेवन करें।

दिव्य अविपत्तिकर चूर्ण – **100 ग्राम**
दिव्य गिलोय सत् – **20 ग्राम**

दिव्य प्रवाल पिष्टी	-	**10 ग्राम**
दिव्य मुक्ताशुक्ति	-	**10 ग्राम**

सभी औषधियों को मिलाकर 1-1 चम्मच प्रातः एवं सायं भोजन से आधा घण्टा पहले जल/शहद/मलाई से सेवन करें।

नोट-उपरोक्त औषधियों के साथ दूर्वा-स्वरस या पीपलपत्र-स्वरस को 4-4 बूंद नाक में डालने से जीर्ण नकसीर रोग में भी विशेष लाभ होता है।

मुखपाक (Stomatitis) की चिकित्सा

दिव्य अविपत्तिकर चूर्ण	-	**100 ग्राम**
दिव्य आमलकी रसायन	-	**100 ग्राम**
दिव्य प्रवाल पिष्टी	-	**10 ग्राम**
दिव्य मुक्ताशुक्ति	-	**10 ग्राम**

सभी औषधियों को मिलाकर 1-1 चम्मच प्रातः एवं सायं जल के साथ सेवन करें।

नोट-आधा चम्मच घी में स्फटिक और टंकण भस्म मिलाकर मुख के छालों पर लगाने से विशेष लाभ होता है।

जामुन तथा अमरूद के पत्तों को जल में उबालकर, छान लें। छाने हुए गुनगुने जल में थोड़ा सैंधव नमक मिलाकर गरारा करने से भी लाभ होता है।

शुष्काक्षिपाक (Dry eye syndrome/ computer vision syndrome)

दिव्य आमलकी रसायन	-	**200 ग्राम**
दिव्य सप्तामृत लौह	-	**20 ग्राम**
दिव्य रजत भस्म	-	**1 ग्राम**

सभी औषधियों को मिलाकर 1-1 चम्मच प्रातः एवं सायं शहद के साथ सेवन करें।

दिव्य महात्रिफलादि घृत	-	**100 ग्राम**

1/2 चम्मच प्रातः एवं सायं भोजन के साथ सेवन करें।

दिव्य बादाम रोगन	-	**100 मिली**

2-2 बूंद नाक में डालने से (नस्य लेने से) लाभ होता है।

तुण्डीकेरी शोथ (Acute Tonsillitis) की चिकित्सा

दिव्य त्रिकटु चूर्ण	-	**25 ग्राम**

दिव्य सितोपलादि चूर्ण	-	**25 ग्राम**
दिव्य टंकण भस्म	-	**10 ग्राम**
दिव्य गोदन्ती भस्म	-	**10 ग्राम**

सभी औषधों को मिलाकर 40 पुड़िया बनाएं। प्रतिदिन 2 या 3 बार भोजन से आधा घण्टा पहले जल/शहद/मलाई से सेवन करें।

दिव्य त्रिफला गुग्गुलु	-	**60 ग्राम**
दिव्य वृद्धिवाधिका वटी	-	**40 ग्राम**

1-1 गोली दिन में 3 बार प्रातः नाश्ते, दोपहर-भोजन एवं सायं भोजन के आधे घण्टे बाद गुनगुने जल से सेवन करें।

दिव्य खदिरादि वटी	-	**40 ग्राम**

2-2 गोली प्रातः एवं सायं चूसने से विशेष लाभ होता है।

वेरीकोज वेन की चिकित्सा

दिव्य सर्वकल्प क्वाथ	-	**200 ग्राम**
दिव्य कायाकल्प क्वाथ	-	**100 ग्राम**

दोनों औषधियों को मिलाकर 1 चम्मच (लगभग 5-7 ग्राम) की मात्रा में लेकर 400 मिली पानी में पकाएं 100 मिलीशेष रहने पर प्रातः एवं सायं छानकर खाली पेट पिएं। (इस क्वाथ के साथ कायाकल्प वटी 2-2 गोली प्रातः एवं सायं सेवन करने से विशेष लाभ होता है।)

दिव्य रसमाणिक्य	-	**3 ग्राम**
दिव्य गिलोय सत्	-	**10 ग्राम**
दिव्य प्रवाल पंचामृत	-	**5 ग्राम**
दिव्य मुक्ता पिष्टी	-	**4 ग्राम**
दिव्य कहरवा पिष्टी	-	**10 ग्राम**

सभी औषधों को मिलाकर 60 पुड़िया बनाएं। प्रातः एवं सायं भोजन से आधा घण्टा पहले जल/शहद/मलाई से सेवन करें।

दिव्य कैशोर गुग्गुलु	-	**60 ग्राम**
दिव्य आरोग्यवर्धिनी वटी	-	**40 ग्राम**
दिव्य वृद्धिवाधिका वटी	-	**40 ग्राम**

1-1 गोली दिन में 3 बार प्रातः नाश्ते, दोपहर-भोजन एवं सायं भोजन के आधे घण्टे बाद

गुनगुने जल से सेवन करें।

बाल रोगों की चिकित्सा

बच्चों में होने वाले ज्वर, वमन, अतिसार, प्रतिश्याय, कृशता, दुर्बलता तथा अस्थिशोष में अत्यन्त लाभकारी।

दिव्य त्रिकटु चूर्ण	–	**10 ग्राम**
दिव्य सितोपलादि चूर्ण	–	**20 ग्राम**
दिव्य संजीवनी वटी	–	**10 ग्राम**
दिव्य अभ्रक भस्म	–	**5 ग्राम**
दिव्य गोदन्ती भस्म	–	**5 ग्राम**
दिव्य प्रवाल पिष्टी	–	**5 ग्राम**

सभी औषधों को मिलाकर बालक की उम्र के अनुसार 120, 90 या 60 पुड़िया बनाकर प्रातः एवं सायं माता के दूध के साथ या शहद के साथ सेवन कराएं।

उपरोक्त औषध में आवश्यकतानुसार **दिव्य कुमारकल्याण रस** (1 ग्राम) मिलाया जा सकता है।

दिव्य अरविन्दासव	–	**225 मिली**

1-1 या 2-2 चम्मच औषधि में समभाग जल मिलाकर प्रातः-सायं उम्र के अनुसार सेवन कराएं।

बच्चों में सूखा रोग (Rickets) की चिकित्सा

दिव्य मुक्ता पिष्टी	–	**4 ग्राम**
दिव्य प्रवाल पिष्टी	–	**10 ग्राम**
दिव्य गिलोय सत्	–	**10 ग्राम**
दिव्य सितोपलादि चूर्ण	–	**20 ग्राम**
दिव्य गोदन्ती भस्म	–	**5 ग्राम**
दिव्य मण्डूर भस्म	–	**5 ग्राम**
दिव्य कुमारकल्याण रस	–	**1 ग्राम**

सभी औषधियों को मिलाकर बालक की उम्र के अनुसार 120, 90 या 60 पुड़िया बनाकर प्रातः एवं सायं माता के दूध के साथ या शहद के साथ सेवन कराएं।

दिव्य अरविन्दासव	–	**225 मिली**

1-1 या 2-2 चम्मच प्रातः एवं सायं उम्र के अनुसार सेवन कराएं।

दिव्य अश्वगन्धा चूर्ण	–	**100 ग्राम**

आधा चम्मच या उम्र के अनुसार प्रातः एवं सायं सेवन कराएं।

दिव्य बादाम पाक	–	**500 ग्राम**

1 चम्मच औषधि रात्रि में दूध के साथ सेवन कराएं।

अनिद्रा की चिकित्सा

दिव्य मेधा क्वाथ	–	**300 ग्राम**

1 चम्मच औषध को 400 मिली पानी में पकाएं और 100 मिली शेष रहने पर छानकर प्रातः, सायं खाली पेट पियें।

दिव्य मेधा वटी	–	**40 ग्राम**
दिव्य ब्राह्मी वटी	–	**40 ग्राम**

1-1 गोली दिन में 3 बार प्रातः नाश्ते दोपहर-भोजन एवं सायं भोजन के आधे घण्टे बाद गुनगुने जल से सेवन करें।

दिव्य सारस्वतारिष्ट	–	**450 मिली**

4 चम्मच औषध में 4 चम्मच पानी मिलाकर प्रातः एवं सायं भोजन के बाद सेवन करें।

केश वृद्धि हेतु

काले तिल का चूर्ण	–	**100 ग्राम**
भृंगराज चूर्ण	–	**100 ग्राम**
दिव्य आमलकी रसायन	–	**200 ग्राम**
दिव्य मुक्ता शुक्ति	–	**10 ग्राम**
दिव्य सप्तामृत लौह	–	**20 ग्राम**
धात्री लौह	–	**10 ग्राम**

सभी औषधों को मिलाकर 60 पुड़िया बनाएं। प्रातः एवं सायं भोजन से आधा घण्टा पहले जल/शहद या दूध से सेवन करें। इसके प्रयोग से बाल लम्बे होते हैं तथा नेत्र-विकारों में भी लाभ होता है।

इसके साथ दिव्य केश तैल तथा पतंजलि हेयर क्लींजर का प्रयोग करने से विशेष लाभ होता है।

रोगानुसार पथ्य-अपथ्य

हृदयरोग, उच्चरक्तचाप (Hypertension)

पथ्य- गेहूँ का आटा, कम मात्रा में बाजरा एवं ज्वार, मूँग साबुत तथा अंकुरित दालें, काले चने, हरी पत्तेदार सब्जियाँ (पालक, मेथी, बथुआ), अजवायन, मुनक्का, अदरक, नींबू, लौकी, तुलसीपत्र, तोरई, पुदीना, परवल, सहिजन, कद्दू, टिण्डा, करेला आदि। अंगूर, मौसमी, पपीता, अनार, संतरा, सेव, अमरूद, अनानास, बादाम, बिना मलाई का दूध, छाछ, अर्जुन छाल से सिद्ध दूध, सरसों, सूरजमुखी, सोयाबीन का तैल, गाय का घी, पुराना गुड़, शहद आदि।

अपथ्य- केक, पेस्ट्री, नान या रूमाली रोटी, नूडल्स, पिज़्ज़ा, बर्गर, नमक, तले एवं डिब्बाबन्द खाद्य पदार्थ, मक्खन, घी, खोया, मलाई, मांस, वनस्पति घृत से बने पदार्थ, मैदा व बेसन के तले हुए पदार्थ, गरिष्ठ भोजन, कटहल, काजू, अखरोट, पिस्ता आदि सूखे मेवे, शराब, अचार, चंटनी, सॉस, तले पापड़, बिस्कुट, चिप्स, धूम्रपान आदि निषिद्ध हैं।

मधुमेह (Diabetes Mellitus)

पथ्य- चोकर युक्त आटा, (गेहूँ+जौ+चना+सोयाबीन), मूँग, अरहर, चने की दाल, करेला, परवल, लौकी, तोरई, टमाटर, कद्दू, खीरा, हरी मिर्च, पालक, बथुआ, प्याज, लहसुन, नींबू, मेथी, सहिजन आदि की सब्जियाँ, आँवला, जामुन का फल व जामुन की गुठली का चूर्ण, मेथी दाने का पानी, प्रतिदिन 5-7 नीम के कोमल पत्रों का सेवन, पपीता, अमरूद आदि फलों का अल्प मात्रा में प्रयोग किया जा सकता है। फीका दूध, छाछ, कषाय रस प्रधान फल का सेवन, भोजन के पश्चात् 15-20 मिनट व प्रतिदिन 3-4 किलोमीटर भ्रमण।

अपथ्य- अधिक समय तक बैठे रहना या आराम करना, भोजन के पश्चात् दिन में सोना, नया अनाज, चावल, दही, गन्ने का रस, मौसमी, केला, अनार, अंजीर, चीकू, सेब, चीनी, गुड़, मिश्री, आलू, धूम्रपान तथा मद्यपान रोग को बढ़ाने वाला होता है। मूत्र व मल के वेग को नहीं रोकना चाहिए।

अतिसार, प्रवाहिका, संग्रहणी

पथ्य- गेहूँ+चावल+बाजरा+मूँग को समान मात्रा में मिलाकर बनाया हुआ दलिया, बकरी का दूध, मट्ठा, पका केला, बेल फल, आँवला मुरब्बा, कच्चे नारियल का जल, पुदीना, खिचड़ी, दही, नीबू+नमक+चीनी का घोल, बेल का मुरब्बा, मूँग व मसूर की दाल, धान

का लावा (खील, मुरमुरे), दही+ईसबगोल मिलाकर खाना, लौकी, तोरई, टिण्डा, आदि सब्जियों का पानी, कूष्माण्ड खण्ड, नारिकेल खण्ड व फलों का रस सेवनीय होता है।

अपथ्य- पूड़ी, कचौरी, समोसा, पैटीज, विभिन्न प्रकार के उड़द व चने तथा मैदा से बने व्यञ्जन, चाट, अचार, अधिक नमक व मिर्च मसाले वाला भोजन, मिष्ठान्न, कद्दू, ककड़ी, टमाटर, आलू, पत्ते वाली सब्जियाँ, दूध, कोल्ड ड्रिंक्स, पिज़्ज़ा, बर्गर आदि का परहेज रखें।

अम्लपित्त

पथ्य- चोकरयुक्त आटे की रोटी, रेशेदार एवं पत्तेदार हरी सब्जियाँ, लौकी, तोरई, परवल, कद्दू, सहिजन, सेम, चौलाई, सलाद व अंकुरित अन्न, सप्ताह में एक बार कब्जनाशक त्रिफला + ईसबगोल का दूध या पानी के साथ प्रयोग, दलिया, खिचड़ी व ताजा मट्ठा, अनार, किशमिश, गुलकन्द, मुनक्का, मूँग की दाल, मीठे एवं ठण्डे पदार्थ, पेठा, आँवला व सेव का मुरब्बा।

अपथ्य- पूड़ी, हलवा, कचौरी, समोसा, पिज़्ज़ा, बर्गर, इडली, डोसा, चाय, कॉफी, कोल्ड ड्रिंक्स, उड़द, राजमा, चना, मसूर की दाल, गर्म मसाले, चावल, अमचूर, बैंगन, आलू, गोभी, जिमीकन्द, अचार, तैलीय पदार्थ, मैदा, बेसन व उड़द के बने पकवान व नमकीन, लाल मिर्च, तीखे पदार्थ, गरिष्ठ भोजन, बैंगन, कुलथी, दही, धूम्रपान, मद्यपान व जल्दी-जल्दी बहुत गर्म भोजन करना, मानसिक तनाव में रहना आदि वर्जित है।

नोट- अर्श, विबन्ध, उदरगत वात व अन्य उदररोगों में अदरक, नीबू व विभिन्न प्रकार के नमक का सेवन हितकर होता है।

पाण्डु, कामला, यकृत्-शोथ, रक्तविकार, यकृत् व प्लीहा की वृद्धि तथा उनके रोग

पथ्य- जौ, गेहूँ, चने की मिस्सी रोटी, हल्दी, खिचड़ी, दलिया, हरी- पत्तेदार सब्जियाँ (पालक, मेथी, बथुआ), लौकी, तोरई, घृतकुमारी, टिण्डा, कद्दू, परवल, चौलाई, कच्ची मूली, पपीता, मौसमी, अनार, सेब, संतरा, लीची, बबूगोसा, अंगूर, नारियल पानी, चीनी, मिश्री, आँवला, खजूर, मुनक्का, किशमिश, बकरी या गाय का दूध, ताजी दही, छाछ व गन्ना चूसना व इसका रस हितकर है।

अपथ्य- गर्म मसाला, मिर्च, तैल, मिठाई, वसायुक्त पदार्थ, पूड़ी, पराँठे, घी, आलू, चावल, मलाई वाला दूध, कुलथी, सरसों, लहसुन, हलवा, कचौरी, समोसा, पिज्जा, बर्गर, चाय, कॉफी, कोल्ड-ड्रिंक्स, उड़द, राजमा, चना, मसूर की दाल का सेवन व आधुनिक सभ्यता के बाजार के खाद्य पदार्थों का सेवन अहितकर है।

सन्धिशूल, शोथ, आमवात, वातरक्त, गृध्रसी, अस्थिगत व मांसगत शूल, अर्दित, विश्वाची व वातज रोग

पथ्य- गेहूँ की रोटी, घृत व शक्कर डालकर बनाया हलवा, किसी भी प्रकार का अन्तः व बाह्य स्नेहन, पुनर्नवा पत्रों का शाक, अनार, पक्का मीठा आम, अंगूर, एरण्ड तैल, मूँग की दाल, हींग, अदरक, सोंठ, मेथी, अजवायन, लहसुन, सहिजन के फूल व कच्ची फली की सब्जी, हल्दी, घृतकुमारी का सेवन, गुनगुने जल का पान व स्नान, गर्म वातावरण में निवास, सेवनीय होता है। गुनगुने जल में तेज नमक डालकर पीड़ा व सूजनयुक्त स्थान पर सिकाई करने से विशेष लाभ होता है।

अपथ्य- चना, मटर, सोयाबीन, आलू, उड़द, राजमा, मसूर, कटहल,फूलगोभी, खीरा, टमाटर, अमचूर, नींबू, संतरा, अंगूर, दही, छाछ आदि खट्टा पदार्थ, भैंस का दूध, पेठा, ठण्डा जल पीना व स्नान, सीलन व ठण्डे स्थान पर निवास करना अहितकर होता है।

प्रतिश्याय, कास, श्वास, श्वसन संस्थान के संक्रमण व अनूर्जताजन्य विकार

पथ्य- जौ, गेहूँ, मूँग, कुलथी की दाल, बैंगन, बथुआ, बकरी का दुग्ध, मुनक्का, लौंग, इलायची, लहसुन, त्रिकटु, मधु, तेजपत्र, दालचीनी, जावित्री, गुनगुने जल का पान व स्नान, गर्म वातावरण में निवास, दूध में हल्दी व सोंठ लगभग 2-2 ग्राम या शरीर की प्रकृति के अनुसार पकाकर पिएं, छुहारा, खजूर, मुनक्का, दूध में डालकर पकाएँ व पिएं। काली मिर्च व मुलहठी मुख में चूसना, भुने चने खाना हितकारी हैं।

अपथ्य- खीर, दही, सरसों, आइसक्रीम, फ्रिज का पानी, कोल्ड ड्रिंक्स, फास्ट फूड, जंक फूड, खटाई, तली चीजें, इमली, कैरी, अचार, ठण्डी हवा, ठण्डा जल, धूल, परागकण, धुआँ, नमी युक्त व गंदे वातावरण में प्रदूषित स्थान पर निवास आदि वर्जित हैं।

मोटापा

पथ्य- हल्का व सुपाच्य भोजन, अल्प मात्रा में गोदुग्ध, छाछ, प्रातः शहद व नींबू मिले गुनगुने जल का पान व व्यायाम, प्रातःकालीन भ्रमण, शारीरिक व मानसिक श्रम सेवनीय है। साथ ही सामान्य पथ्य और अपथ्य का भी ध्यान रखें।

अपथ्य : किसी भी प्रकार की वसा व उसके उत्पाद, मीठा, भोजन के बाद शयन, दिन में शयन व जिह्वालोलुप होना, किसी भी प्रकार का गरिष्ठ भोजन, आलस्य करना निषिद्ध हैं।

वृक्क-विकार

पथ्य- गाय के दूध की छाछ, ताजी दही (कम मात्रा में), गो-दुग्ध, पेठा, ककड़ी, परवल, धनिया, सौंफ, पुनर्नवा, पपीता, सेव, अमरूद, मीठा आम, नागकेशर, लौकी, तोरी, टिण्डा,

कच्चा पपीता, कच्चा केला, सेमफली, सहजन की फली, गाजर, नारियल पानी, जौ पानी, अनानास का रस, पत्थरचट्टा के पत्ते, उबला हुआ पानी पिएं।

अपथ्य- मटर, दही, चना, राजमा, उड़द, आलू, गोभी, पालक, चौलाई, टमाटर, चीकू, काजू, मशरूम, बैंगन, अदरक, लाल मिर्च, हरी मिर्च, खटाई, नमक, काले पदार्थ, अधिक व्यायाम तथा माँस व शराब का सेवन त्याज्य हैं।

वृक्काश्मरी

पथ्य- चोकरयुक्त मिस्सी आटे की रोटी, मूँग, कुलथी, अरहर की दाल, नींबू, गाजर, खीरा, ककड़ी, लौकी, तोरई, टिण्डा, मौसमी, संतरा, करेला, नारियल पानी, जौ का पानी, पाषाणभेद के पत्ते, केला, अनानास का रस व द्रव पदार्थ, सोंठ, धनिया, पुदीना व अधिक मात्रा में पानी पिएं।

अपथ्य- फूलगोभी, कद्दू, मशरूम, बैंगन, माँस, खट्टे व नमकीन पदार्थ, पालक, पनीर, टमाटर, चौलाई, आँवला, बीज वाले फल व सब्जी, चीकू, काजू, पत्ते वाली सब्जियाँ, प्याज, काला अंगूर, फास्फोरस एवं कैल्सियम वाले पदार्थ, मटर व विभिन्न दालें।

स्त्रीरोग (Gynaecological disorders)

पथ्य- सामान्य पथ्य का पालन करें।

अपथ्य- अधिक नमक, तैल, खटाई वाले पदार्थ, गरम मसाला, अचार, चावल, उड़द, राजमा, आधुनिक व्यञ्जन, कटहल, आलू, जिमीकन्द, रतालू, बेसन, मैदा से बने पदार्थ।

त्वचागत रोग (Skin diseases)

पथ्य- सामान्य पथ्य का पालन करें।

अपथ्य : अम्ल व लवण रस युक्त भोजन, बैंगन, अरुई (घुइयाँ), उड़द, राजमा, छोले, अचार, तली चीजें, मैदा एवं बेसन से बने खाद्य पदार्थ, पिज्जा, बर्गर, पैटीज, पेस्ट्री, दूध, दही, गुड़, तिल, लहसुन, गरम मसाले, अधिक गर्म व सीलन युक्त वातावरण में निवास, साबुन व शैम्पू का अत्यधिक प्रयोग, सौन्दर्य प्रसाधन सामग्री का अधिक प्रयोग।

बालरोग (Pediatric diseases)

पथ्य- मातृ-दुग्ध, बकरी या गाय का दूध।

मनोरोग (Psychological Disorders)

पथ्य- शान्त, एकान्त व मनोनुकूल मन को प्रसन्न करने वाले स्थान, स्नान, अभ्यंग (मालिश), सकारात्मक विचार, भावनात्मक सहयोग (Emotional support) एवं ध्यान-प्राणायाम का अभ्यास एवं सामान्य पथ्य का पालन, वातनाशक आहार व विहार।

अपथ्य- मद्यपान, विरोधी आहार, गर्म पेय व भोजन, भूखा व प्यासा रहना, निद्रा रोकना, अधिक नमक, सरसों का तेल, मसाला, अचार, तीक्ष्ण व गर्म द्रव्यों का सेवन, अनुचित

वातावरण, चिन्ता, भय, क्रोध, शोक, रात्रि-जागरण व मानसिक दबाव।

विशेष निर्देश :

1. साबुत चोकरयुक्त अनाज व छिलकेयुक्त दालों का ही प्रयोग करें।
2. रोज हल्का व्यायाम व सैर करें। खाने के एकदम बाद व्यायाम व सैर न करें।
3. एक समय में वसायुक्त व भारी भोजन करने के बजाय हल्का भोजन दिन में 2 या 3 बार लें। भोजन में ताजा मौसमी फल व हरी सब्जियों को मुख्य स्थान दें।
4. खाँसी रहने की स्थिति में दही, कच्चा केला, टमाटर नहीं खाना चाहिए। दूध में दिव्य पेय डालकर प्रयोग करें।
5. सब्जियों को प्रयोग से पहले अच्छी तरह धो लेना चाहिए या सब्जियों में नमक मिश्रित जल में कुछ समय तक डालकर रखें तत्पश्चात् निकालकर साफ पानी से धो लें।
6. फलों को अच्छी तरह साफ कर, धोकर तथा छीलकर सेवन करना चाहिए।

सभी रोगियों के लिए सामान्य पथ्य-अपथ्य

हितकारी पदार्थ :

गेहूँ, मूँग की दाल (छिलके वाली), लौकी, तोरई, कच्चा पपीता, गाजर, टिण्डे, पत्तागोभी, करेला, परवल, पालक, हरी मेथी, अंकुरित अन्न, सहिजन की फली, चना, हरी मिर्च व अदरक (अल्प मात्रा में), गाय का दूध व घृत सर्वोत्तम है। गोदुग्ध उपलब्ध न होने पर ही भैंस के दूध का प्रयोग करें।

फलों में सेब, पपीता, चीकू, अनार, अमरूद, बग्गूगोसा, जामुन, मौसमी आदि फलों का प्रयोग सामान्यता किया सकता है। सूखे मेवों में काजू, बादाम, मुनक्का, किशमिश, अंजीर, चिलगोजा, छुहारे, खजूर आदि का प्रयोग करें।

सर्वथा अहितकारी पदार्थ :

चाय, कॉफी, कोल्ड ड्रिंक्स, आइसक्रीम, पिज्जा, बर्गर, पैटीज, इडली, डोसा, तम्बाकू, गुटखा, पान मसाला, माँस-मदिरा, अण्डे व मैदे से बने ब्रेड आदि, कन्फैक्शनरी व सिन्थेटिक फूड्स आदि अहितकर, अभक्ष्य व त्याज्य पदार्थों का सेवन कदापि न करें।

औषध-सेवन की सामान्य विधि

1. **गोलियाँ व चूर्ण**- गोली व चूर्ण खाना खाने के लगभग 15 से 20 मिनट बाद लें। वात व कफ रोगों में गुनगुने जल से तथा पित्त रोगों में सामान्य जल से गोलियाँ व चूर्ण

खाएँ। गोलियाँ चबाकर खाना उत्तम है। यदि गोली कड़वी हो तो बिना चबाए भी ले सकते हैं।

विशेष-

(i) मुक्तावटी, मधुनाशिनी (मधुकल्प) व कायाकल्प वटी इनका सेवन भोजन करने से लगभग एक घण्टा पहले ताजे पानी से करें।

(ii) दस्त (अतिसार) अथवा अम्लपित्त के लिए सेवनीय चूर्ण खाने से पहले वैद्य का परामर्श लें।

2. **भस्म (पुड़िया)-** भस्म व रस आदि का मिश्रण करके जो पुड़िया में दवा दी जाती है, उसको खाना खाने से लगभग आधे से एक घण्टा पहले मधु, मलाई, अथवा गुनगुने दूध से सेवन करें।

3. **आसव-अरिष्ट-** सभी प्रकार के आसव, अरिष्ट खाना खाने के 10-15 मिनट बाद समान मात्रा में जल मिलकार उपयोग में लाए जाते हैं।

4. **क्वाथ (काढ़ा)-** क्वाथ की औषधियों की मात्रा यदि 10 ग्राम है तो उसको लगभग 400 मिली पानी में पकाएँ तथा उबालते हुए जब लगभग 100 मिली शेष रह जाए तब छानकर पानी पी लें। यदि अधिक मात्रा में पानी न पिया जाए तो उबालकर पचास मिली तक कम करके पिएं। क्वाथ का स्वाद यदि कड़वा हो तो शहद या मीठा मिलाकर भी पी सकते हैं। परन्तु मीठे के बिना पीना अधिक लाभप्रद है। क्वाथ की औषधियों को पकाने से लगभग 8-10 घण्टे पहले भिगोकर रखना अधिक गुणकारी होता है।

5. **एक्यूप्रेशर-** रोगानुसार निर्दिष्ट बिन्दुओं पर 30 से 40 बार अंगुष्ठ आदि के माध्यम से दबाव डालें। एक्युप्रेशर खाने से पहले करें। मर्म (नाजुक) स्थानों पर मध्यम बल का प्रयोग करते हुए दबाएँ। शारीरिक पीड़ाओं को दूर करने के लिए यह चामत्कारिक विधि है। यद्यपि प्रारम्भ में यह कष्टप्रद प्रतीत होता है; परन्तु इसका परिणाम बहुत सुखद है।

6 **मालिश**-मालिश सदा ही हृदय की ओर उचित बल का प्रयोग करते हुए शनैः-शनैः करनी चाहिए।

7. **क्वाथ स्नान-**

(i) रोगानुसार दिए गए क्वाथ से यदि स्वेदन करना हो तो निर्दिष्ट औषध को 1-1.5 लीटर पानी में प्रेशर-कुकर में डालकर पकाएँ। जब सीटी से वाष्प निकलने लगे तब सीटी को हटाकर उसके स्थान पर गैस वाला रबड़ का पाइप लगा दें तथा पाइप के दूसरे सिरे से निकलती हुई वाष्प से रोग युक्त स्थान पर वाष्प दें। पाइप के जिस सिरे से वाष्प निकलती है, वहाँ कपड़ा लगाकर रखें। अन्यथा तेज गर्म जल के छींटे शरीर को जला सकते हैं। उचित समय तक वाष्प लेने के बाद शेष बचे जल से पीड़ायुक्त स्थान पर मध्यम गुनगुना

पानी डालते हुए सिकाई करें।

(ii) यदि वाष्प न सेकनी हो तो औषध को आवश्यकतानुसार 3-4 लीटर पानी में पकाएँ। जब उबलते हुए लगभग आधा पानी शेष रह जाए तो उचित गर्म जल को कपड़े आदि के माध्यम से लेकर रोगयुक्त स्थान की सिकाई करें।

8. **योगासन व प्राणायाम**- प्रायः सभी साध्य-असाध्य रोगों में प्राणायाम का चामत्कारिक लाभ होता है। अपनी शक्ति व सामर्थ्य के अनुसार खाली पेट प्राणायाम नियमित रूप से अवश्य करें। संधिवात में सूक्ष्म व्यायाम, कमर व रीढ़ के दर्द में मेरुदण्ड के आसन करने से निश्चित लाभ मिलता है।

चमत्कारी घरेलू उपचार

(स्वामी जी महाराज द्वारा योगशिविरों के दौरान बताए जाने वाले विशेष प्रयोग)

मोटापा एवं मधुमेहनाशक दलिया

गेहूँ	–	500 ग्राम
चावल	–	500 ग्राम
बाजरा	–	500 ग्राम
साबुत मूंग	–	500 ग्राम

सभी को उपरोक्त मात्रा में लेकर, भूनकर दलिया बना लें। इसमें अजवाइन 20 ग्राम तथा सफेद तिल 50 ग्राम भी मिला लें।

आवश्यकता के अनुसार लगभग 50 ग्राम दलिये को 400 मिली पानी में डालकर पकाएँ, स्वादानुसार सब्जियाँ व हल्का नमक मिला लें। नियमित रूप से 15–30 दिन तक दलिया का सेवन करने से मधुमेह में लाभ होता है। मोटापे से पीड़ित हृदय रोगी इस दलिया का नियमित सेवन कर निरपवादरूप से अपना वजन कम कर सकते हैं।

खीरा, करेला व टमाटर का रस मधुमेह के लिए सर्वश्रेष्ठ है।

मोटापा, कब्ज, कोलेस्ट्रोल, चर्मरोग एवं कैंसर जैसे रोगों में गोमूत्र अर्क सर्वश्रेष्ठ औषध है।

हृदयरोग, अम्लपित्त, उदररोग एवं मोटापे में लाभप्रद लौकी का रस

लौकी 500 ग्राम + पुदीना पत्र 7 नग + तुलसी पत्र 7 नग

उक्त सभी को मिलाकर रस निकालकर प्रतिदिन प्रातः काल खाली पेट पीने से हृदय की धमनियों में हुए अवरोध भी खुल जाते हैं। अम्लपित्त एवं समस्त उदररोगों का शमन करने के लिए लौकी रस का सेवन नियमित रूप से करना चाहिए।

कोलेस्ट्रोल, हृदयरोग व मोटापे के लिए लौकी का रस सर्वश्रेष्ठ है।

सावधानी – कड़वी लौकी का जूस न पिएं।

अर्जुन क्षीरपाक

5-10 ग्राम अर्जुन चूर्ण में 1 कप दूध तथा 3 कप पानी मिलाकर पकाएँ। 1 कप शेष रहने पर छानकर प्रातःकाल खाली पेट पी लें। उक्त क्षीर पाक का नियमित सेवन, कमजोर हृदय वालों को अति लाभकारी होता है।

मोटापा, मधुमेह व हृदयरोग में अत्यन्त लाभप्रद अश्वगन्धा पत्र

प्रतिदिन प्रातः, दोपहर एवं सायंकाल 1-1 अश्वगन्धा के पत्ते को हाथ से मसलकर गोली बनाकर भोजन से 1 घण्टा पहले या खाली पेट जल के साथ लें। एक सप्ताह के नियमित सेवन के साथ ही फल, सब्जियाँ, दूध, छांछ एवं जूस पर रहते हुए कई किलो वजन कम किया जा सकता है। इस प्रयोग को लगातार 15 दिन करने के पश्चात् 10-15 दिन छोड़कर पुनः किया जा सकता है।

नोट : परम पूज्य स्वामी रामदेव जी महाराज द्वारा बताए इस सामान्य से नुस्खे का प्रयोग कर लाखों लोगों ने मोटापे से छुटकारा पाकर स्वास्थ्यलाभ किया है।

मोटापा कम करने की घरेलू विधि

1 चम्मच त्रिफला चूर्ण को रात्रि में 200 मिली पानी में भिगोकर रखें। प्रातः उबालें तथा आधा शेष रहने पर छान लें। कुछ शीतल होने पर इसमें 2 चम्मच शहद मिलाकर पिएं। कुछ ही दिन के सेवन से कई किलो वजन कम हो जाता है।

मोतियाबिन्द व ग्लूकोमानाशक 'दृष्टि आई ड्रॉप'

सफेद प्याज का रस	-	10 मिली
अदरक का रस	-	10 मिली
नीबू का रस	-	10 मिली
शहद	-	50 मिली

उक्त सभी को मिलाकर एक काँच की शीशी में भरकर धूप में रखें। धूप में रखने के कुछ समय बाद तलछट नीचे बैठ जाता है तथा स्वच्छ तरल उपर रह जाता है। इस स्वच्छ तरल को साफ वस्त्र से छानकर कांच की शीशी में भरकर रख लें। नियमित रूप से 2-2 बूँद दवा आँखों में डालने से मोतियाबिन्द कट जाता है। ग्लूकोमा के रोगी का आँख का दबाव कम हो जाने से धीरे-धीरे ठीक हो जाता है।

उक्त दवा आश्रम में पतंजलि दृष्टि (आई ड्रॉप) के नाम से विशेष रूप से तैयार की जाती है, जिसके प्रयोग से अनेकों रोगी लाभ पा चुके हैं।

नेत्रज्योतिवर्धक घरेलू उपचार

100 मिली शुद्ध गुलाब जल में 10 ग्राम सूखे आँवले की साबुत कली को डुबाकर रखें। इसे 2 दिन तक रखा रहने दें। 2 दिन बाद इसे निथारकर 8 तह किए कपड़े से छान लें, इसके पश्चात् शीशी में भर कर रखें, 2-2 बूँद की मात्रा में आँखों में डालने से अश्रुस्रावाधिक्य, नेत्रलालिमा, नेत्रदाह एवं खुजली में आराम हो जाता है।

रतौंधी (Night Blindness) एवं योषापस्मार (Hysteria) में लाभकारी

सफेद प्याज का रस	-	10 मिली
शहद	-	10 मिली

दोनों को समान मात्रा में मिलाकर 2-2 बूँद प्रातः एवं सायं आँखों में डालें। इससे रतौंधी तथा योषापस्मार में लाभ होता है।

कफज रोगों का घरेलू उपचार

बादाम गिरी - 100 ग्राम + खाँड - 50 ग्राम + काली मिर्च - 20 ग्राम

उपरोक्त सभी का अलग-अलग पाउडर बनाएँ। तत्पश्चात् मिलाकर सुरक्षित रख लें।

सेवनविधि-

एक चम्मच सायं खाने के बाद गुनगुने दूध के साथ सेवन करने से जीर्ण कफ रोग, नजला-जुकाम, साइनस में विशेष लाभ होता है। यह प्रयोग कब्ज को भी दूर कर देता है तथा साइनस की वजह से होने वाले सिरदर्द में भी लाभ करता है।

विशेष-

जिनको मधुमेह हो, वे व्यक्ति खाँड का प्रयोग न करें तथा जिनको अम्लपित्त हो, वे काली मिर्च 10 ग्राम की मात्रा में ही प्रयोग करें।

थायरायड, टॉन्सिल व कफज रोगों का घरेलू उपचार

दिव्य त्रिकटु चूर्ण	-	50 ग्राम
दिव्य बहेड़ा चूर्ण	-	20 ग्राम
दिव्य प्रवाल पिष्टी	-	10 ग्राम

सेवनविधि-

सबको चूर्ण करके मिलाकर रख लें। वयस्क व्यक्ति एक-एक ग्राम मात्रा में चूर्ण लेकर प्रातः-सायं खाली पेट मधु (शहद) या गुनगुने पानी के साथ सेवन करें। निरन्तर सेवन करने से थायरायड के रोग में विशेष लाभ होता है तथा बच्चों में टॉन्सिल्स की समस्या भी दूर हो जाती है। श्वास व कफ रोगों में भी यह प्रयोग लाभप्रद है।

नकसीर

1. पीपल के पत्रों को लेकर कूट-पीस कर रस निकाल लें। 5-5 बूँद दोनों नासिकाओं में टपका देने से शीघ्र ही नकसीर बन्द हो जाती है। 30-40 पत्रों का रस निकालकर मिश्री मिलाकर पीने से शीघ्र लाभ होता है।
2. रक्तस्राव में 5 से 10 मिली तक पीपल के पत्तों का रस प्रातः खाली पेट पीने से रक्तस्राव में शीघ्र ही लाभ होता है।
3. 2-4 बूंद दूर्वा स्वरस को नाक में डालने से शीघ्र ही नकसीर बन्द हो जाती है।

पुरानी खाँसी की अचूक दवा

मुलेठी का एक छोटा टुकड़ा, 2 काली मिर्च तथा मिश्री का एक छोटा टुकड़ा इन तीनों को मुँह में रखकर दिन में दो-तीन बार खाली पेट या खाने के बाद चूसें। इससे पुरानी से पुरानी खाँसी, गले की खराश, गला बैठना, स्वरभंग आदि में तत्काल एवं स्थायी लाभ होता है।

श्वास, कफ, साइनस, पीनस व सिरदर्द में लाभदायक रीठा जल

रीठा चूर्ण 1 ग्राम तथा 2-3 ग्राम त्रिकटु चूर्ण को 50 मिली पानी में डालकर रखें। प्रातः जल को निथार कर अलग शीशी में भरकर रखें। इस जल की 4-5 बूँद प्रातःकाल खाली पेट कुछ दिन नाक में डालने से अन्दर जमा हुआ कफ बाहर निकल जाता है। इससे नासारन्ध्र खुल जाते हैं व सिददर्द में भी तुरन्त लाभ पहुँचता है।

नोट : सोंठ, काली मिर्च व पिप्पली को समान मात्रा में मिलाकर बने चूर्ण को 'त्रिकटु चूर्ण' कहते हैं।

खाँसी में लाभदायक वासापत्र

वासा पत्रों का रस 1 चम्मच, अदरक का रस 1 चम्मच तथा शहद 1 चम्मच तीनों

को मिलाकर सेवन करने से सभी प्रकार की खाँसी में आराम हो जाता है।

सर्दी, जुकाम व ज्वर के लिए प्रयोग

7 पत्ते तुलसी तथा 5 लौंग लेकर एक गिलास पानी में पकाएँ। तुलसी पत्र व लौंग को पानी में डालने से पहले हल्का-सा कूटकर दरदरा कर लें। पानी पककर जब आधा शेष रह जाए, तब थोड़ा-सा सैंधव नमक डालकर गुनगुना-गुनगुना पी जाएँ। यह काढ़ा पीकर कुछ समय के लिए वस्त्र ओढ़कर पसीना ले लें। इससे ज्वर तुरन्त उतर जाता है तथा सर्दी, जुकाम व खाँसी भी ठीक हो जाती है। इस काढ़े को दिन में दो बार, दो-तीन दिन तक ले सकते हैं।

छोटे बच्चों को सर्दी, जुकाम व कफ होने पर तुलसी व अदरक का रस 5-7 बूँद शहद में मिलाकर चटाने से बच्चों का कफ, सर्दी व जुकाम ठीक हो जाता है। यह दवा नवजात शिशु को भी अल्प मात्रा में दी जा सकती है।

कफ, दमा के लिए पिप्पली-कल्प

छोटी पिप्पली 1 नग लेकर गाय के दूध में 10-15 मिनट उबालें। उबालकर पहले पिप्पली खाकर ऊपर से दूध पी लें। अगले दिन 2 पिप्पली लेकर दूध में अच्छी तरह उबालकर, पहले पिप्पली खा लें, फिर दूध पी लें। इस प्रकार 7 से 11 पिप्पली तक सेवन करके पुनः क्रमशः कम करते जाएँ अर्थात् जिस तरह एक-एक पिप्पली प्रतिदिन बढ़ाई थी, वैसे ही एक-एक पिप्पली कम करते हुए 1 नग पर वापस लौट आएँ। यदि अधिक गर्मी न लगे तो अधिकतम 15 दिन में 15 पिप्पली तक भी इस कल्प में ले सकते हैं। अधिक गर्मी लगने पर आप 7 या 11 पिप्पली पर ही रोककर पुनः क्रमशः एक पिप्पली पर लौट आएँ। यह कल्प कफ, दमा, नजला, जुकाम व पुरानी खाँसी में लाभप्रद है। इससे मन्दाग्नि, गैस, अपचन आदि रोग भी दूर हो जाते हैं।

यह पिप्पलीयुक्त दूध प्रातःकाल सेवन करें। दिन में सादा आहार लें। घी, तैल एवं किसी प्रकार की भी खट्टी एवं शीतल चीजें न लें।

दमा के लिए दमबेल

दमबेल (*Tylophora indica* (Burm.f.) Merrill) का एक पत्र लेकर, उसमें एक काली मिर्च डालकर पान की तरह खाली पेट चबा लें। इस तरह तीन दिन सेवन करने से दमा से पीड़ित रोगी को लगभग पूरा आराम मिल जाता है। तीन दिन में पूरा लाभ न मिलने की स्थिति में इस प्रयोग को एक सप्ताह तक भी किया जा सकता है। तीन या

सात पत्ते खाने से दमा जैसे कठिन रोग से छुटकारा मिल सकता है। किसी-किसी रोगी को इसके सेवन से उल्टी हो सकती है। घबराने की आवश्यकता नहीं, यह स्वाभाविक-सी प्रक्रिया है। जब कफ निकल जायगा तो उल्टी अपने आप बन्द हो जाएगी। एक माह तक रोगी को घी, तैल व सभी प्रकार की खट्टी व ठण्डी चीजों से परहेज करना चाहिए।

उदरकृमि (Helminthiasis) की दवा

आड़ू के पत्तों का रस 1 चम्मच प्रात: खाली पेट नियमित सेवन करने से 4-5 दिन में ही पेट के समस्त कृमि निकल जाते हैं।

मरुआ के पत्रों का रस निकालकर 1 चम्मच रस में 1 ग्राम कबीला चूर्ण मिलाकर खाली पेट खाएं। 4-5 दिन की खुराक से ही उदर के समस्त प्रकार के कृमि निकल जाते हैं। मरुआ के पत्रों में अदरख, धनिया, हरी मिर्च तथा सैंधव नमक मिलाकर चटनी बना लें। इसका सेवन करने से अपचन, वायु, मन्दाग्नि में लाभ होता है तथा उदरकृमियों का शमन होता है।

कब्ज़ (Constipation) की घरेलू दवा

नाश्ते में एवं सायंकाल के भोजन में एक सेब नियमित रूप से खाने से कब्ज तथा माइग्रेन का शमन होता है।

प्रात: काल 1 कप लौकी (घिया) का जूस पीने से पेट पूर्णत: साफ रहता है। साथ ही पेट के समस्त विकारों को दूर करता है एवं भविष्य में होने से रोकता है।

पपीता का यदि नियमित रूप से सेवन किया जाए तो कब्ज की स्थिति उत्पन्न ही नहीं होती।

किसी भी प्रकार की कब्ज में अमलतास का गूदा 10-20 ग्राम तक लेने से कब्ज में तुरन्त आराम हो जाता है।

आँव व संग्रहणी में लाभदायक बिल्व चूर्ण

बिल्व चूर्ण प्रात:-सायं 1-1 चम्मच या बिल्व का जूस 1 गिलास पीने से आँव ठीक होता है तथा मल बँध कर आने लगता है।

कब्ज, गैस व अन्य रोग

आँवला व एलोवेरा स्वरस 4-4 चम्मच की मात्रा में मिलाकर खाली पेट गुनगुने पानी

के साथ सेवन करने से कब्ज में तुरन्त राहत मिलती है। आँवला व एलोवेरा जूस कब्ज दूर करता है और साथ-ही-साथ पूरे शरीर को शक्ति देता है यह शरीर की कोशिकाओं को क्षय से बचाकर उत्तम स्वस्थ एवं दीर्घायु प्रदान करता है।

कब्ज व अन्य उदररोगों में उपयोगी आहार

अमरूद, पपीता, सेब, गाजर, लौकी एवं सभी हरी सब्जियाँ, मुनक्का, अंजीर आदि। कब्ज को दूर करने के लिए खाना चबा-चबाकर खाएं एवं प्रातः उठकर खाली पेट 300 मिली से लेकर 1 ली गुनगुना पानी (उषःपान) पिएं। यदि यह जल ताँबे के बर्तन में रखा हो तो और भी लाभप्रद होता है।

शुष्कार्श एवं रक्तार्श की अचूक दवाएँ

100-200 मिग्रा (1 चने की दाल जितना) देशी कपूर को केले के एक टुकड़े में रखकर खाली पेट निगल जाएँ। एक ही खुराक में रक्तस्राव बन्द हो जाता है। रक्तस्राव नहीं रुकने पर उक्त प्रयोग को तीन दिन तक दिन में तीन बार कर सकते हैं। इससे अधिक बार न करें। (इस प्रयोग के बाद केले का सेवन निषिद्ध है।)

गाय के 1 कप पीने लायक गुनगुने दूध में आधे नीबू का रस निचोड़ कर दूध फटने से पहले तुरन्त पी जाएँ। यह प्रयोग भी रक्तार्श जन्य रक्तस्राव को तुरन्त बन्द कर देता है। उक्त प्रयोग एक या दो बार से अधिक न करें। आवश्यकता होने पर चिकित्सकीय परामर्श लें।

बवासीर व अति मासिकस्राव

नारियल की दाढ़ी (भूरे रेशे) को जलाकर राख बनाकर छानकर रख लें। तीन-तीन ग्राम नारियल की यह भस्म प्रातः-दोपहर खाली पेट छाछ से सायं गुनगुने जल के साथ सेवन करें। एक बार लेने से ही बवासीर में आशातीत लाभ होता है। यह मासिकधर्म में अति रक्तस्राव तथा श्वेतप्रदर में भी लाभप्रद है।

वमन (उल्टी), हैजा व हिचकी में इस भस्म को 1-1 ग्राम की मात्रा में थोड़े जल के साथ सेवन करने से विशेष लाभ होता है।

बकायन के बीजों का चूर्ण बनाकर प्रातः छाछ के साथ तथा सायं जल के साथ सेवन करने से बवासीर, रक्तस्राव व कब्ज में लाभ होता है।

नागदौन के 4-5 पत्तों को चबाकर खाने से रक्तार्श तथा अति मासिकस्राव में लाभ होता है।

श्वेतप्रदर, प्रमेह, धातुरोग एवं मासिकधर्म सम्बन्धी विकारों, अति रक्तस्राव में लाभप्रद शीशम के पत्ते

शीशम के पत्ते 8-10 व मिश्री 25 ग्राम दोनों को मिलाकर घोट-पीस कर प्रातःकाल सेवन करें। कुछ ही दिनों के सेवन से स्त्रियों के श्वेतप्रदर तथा पुरुषों के प्रमेह आदि रोगों में निश्चित लाभ होता है। मासिकधर्म के अन्तर्गत होने वाला अतिरक्तस्राव सामान्य हो जाता है।

सर्दियों के मौसम में उक्त दवा में 4-5 काली मिर्च मिलाकर सेवन करना चाहिए। यह अत्यन्त शीतल है। अतः गर्मी से होने वाले रक्तस्राव में भी अत्यन्त लाभप्रद, निरापद एवं सरल प्रयोग है।

नोट : मधुमेह के रोगी मिश्री के बिना ही प्रयोग करें।

बन्ध्यत्वनाशक योग-

दिव्य शिवलिंगी बीज	-	100 ग्राम
पुत्रजीवक बीज	-	200 ग्राम

सर्वप्रथम पुत्रजीवक बीज से गिरी निकालकर तत्पश्चात् दोनों को मिलाकर चूर्ण बनाएँ। 1/4-1/4 चम्मच प्रातः-सायं नाश्ते व खाने से पूर्व गाय के दूध से लें। कुछ ही समय के नियमित सेवन से बन्ध्यत्व में लाभ मिलता है तथा शीघ्र ही सन्तान की प्राप्ति होती है। जिन स्त्रियों को बार-बार गर्भपात होता है, उनका गर्भपात होना रुक जाता है।

सुखप्रसव (नॉर्मल डिलीवरी) के लिए अपामार्ग

अपामार्ग (*Achyranthes aspera* Linn.) की मूल (जड़) को उखाड़कर 3-3 इंच के टुकड़ों में काटकर ऊनी धागे में बाँधकर माला बना लें। प्रसव पीड़ा प्रारम्भ होने पर इस माला को स्त्री की कमर में बाँधने से 5-10 मिनट में ही सामान्य प्रसव हो जाता है। यदि प्रसव न हो तो अपामार्ग की जड़ के चूर्ण का लेप भी नाभि के चारों ओर पेड़ू भाग पर लगाया जा सकता है। यह शतशोनुभूत व चमत्कारी योग है जिसका प्रयोग हमने कई रोगियों पर किया है।

सावधानी :

1. प्रसव के तुरन्त बाद कमर में बंधी हुई अपामार्ग मूल की माला या लेप को हटा दें अन्यथा हानि होने की सम्भावना रहती है।
2. अपामार्ग मूल या अपामार्ग की टहनी का दातुन करने से दाँत मजबूत होते हैं तथा

पायरिया आदि दन्त रोग मिटते हैं।

3. अपामार्ग के पत्तों को पीसकर किसी भी तरह की गाँठ पर लेप करने से रोगी को विशेष लाभ होता है।

4. अपामार्ग के बीजों को चावल की तरह दूध में पकाकर खीर बनाकर खाने से भस्मक रोग ठीक होता है। जिनको बहुत अधिक भूख लगती हो, वे व्यक्ति इस खीर का सेवन करके अपनी भूख को नियन्त्रित कर सकते हैं। कई योगी पुरुष भी लम्बा उपवास करने से पहले अपामार्ग के बीजों की यह खीर खा लेते हैं। इससे उनको भूख नहीं सताती।

माताओं के लिए दुग्धवर्धक योग

3 से 5 ग्राम शतावर चूर्ण को प्रात:-सायं गाय के दूध से लेने से, जिन माताओं के स्तनों में दूध सूख जाता है या कम हो जाता है, उनको पुन: यथेष्ट दूध स्तनों में उतर आता है।

शतावर चूर्ण गर्भवती माताएँ 2-3 ग्राम की मात्रा में गर्भावस्था के दौरान भी सेवन कर सकती हैं। ऐसा करने से प्रसव के बाद स्तनों में दूध की अल्पता नहीं होगी। प्रसव के बाद भी माताएँ शतावर का सेवन करती रहें। शतावर चूर्ण 50-50 ग्राम प्रात:-सायं गाय-भैंसों को देने से उनके दूध में भी वृद्धि हो जाती है।

चावल + सफेद जीरा की खीर बनाकर खाने से स्तनों में दुग्ध की वृद्धि होती है।

1 चम्मच सफेद जीरा चूर्ण में समभाग मिश्री मिलाकर 1 गिलास दूध के साथ प्रात: एवं सायं पीने से स्तनों में दुग्ध की वृद्धि होती है।

स्त्रियों के लिए अति लाभदायक 'बला'

चारों प्रकार की बला (*Sida cordifolia* Linn.) (बला, महाबला, अतिबला, नागबला) पञ्चाङ्ग चूर्ण को पीस-छानकर शहद या दूध के साथ पीने से स्त्रीरोगों का शमन होता है।

कर्णशूल की दवा

सुदर्शन के पत्तों को कूट-पीस कर रस निकाल लें। गुनगुना कर 2-2 बूँद दोनों कानों में दिन में दो तीन बार डालें, पहले ही दिन से कर्णशूल में लाभ होने लगता है।

पर्णबीज के पीले पत्तों को कूटकर स्वरस निकालकर गुनगुना करके 2-2 बूँद कान में डालने से कर्णशूल का शमन होता है।

तुलसी के पत्तों का स्वरस निकालकर गुनगुना करके 2-2 बूँद कान में डालने से कर्णशूल तथा कर्णस्राव का शमन होता है।

30-40 नीम पत्र तथा 10 लहसुन की कली को पीसकर 50 मिली कटु तैल में पकाकर, छानकर रख लें। 4-4 बूँद कान में डालने से कर्णशूल, कान से साँय-साँय की आवाज होना, कर्णस्राव व कर्णबधिरता में लाभ होता है।

दन्तविकार नाशक मंजन

हल्दी, सैंधानमक, फिटकरी का फूला, त्रिफला, नीम के पत्ते या छाल, बबूल की छाल, सभी 100-100 ग्राम तथा लौंग 20 ग्राम मिलाएं। सबका पाउडर करके प्रातः एवं रात्रि सोते समय दाँतों में मंजन करें, इससे पायरिया, मुँह की बदबू, ठण्डा-गुनगुना पानी लगना इत्यादि रोग ठीक हो जाता है।

सैंधव नमक में हल्दी तथा सरसों का तेल मिलाकर दांतों पर मलने से पायरिया, दंतशूल आदि दंतरोगों तथा मुखरोगों में लाभ होता है।

नियमित रूप से तिल तैल का गरारा करने से मुख रोगों तथा दंतरोगों का शमन होता है।

बच्चों के दाँत निकलते समय मसूढ़ों में टंकण भस्म (सुहागे की खील) में शहद मिलाकर लगाने से दाँत सुगमता से निकल आते हैं।

पीलिया, हिपेटाइटिस एवं सिरोसिस ऑफ लीवर की अचूक दवा

श्योनाक की छाल	-	25 ग्राम
भूमि आँवले का पंचाङ्ग	-	25 ग्राम
पुनर्नवा मूल	-	25 ग्राम

आवश्यकतानुसार निर्देशित मात्रा में उपरोक्त ताजी औषधियाँ लेकर एक कप रस निकालकर प्रातःकाल नियमित रूप से सेवन करने से पीलिया एवं हिपेटाइटिस में निश्चित रूप से लाभ होता है।

उक्त औषधियों के अभाव में आश्रम द्वारा बनाई गई औषधि **सर्वकल्प क्वाथ तथा टोटला क्वाथ** आदि का प्रयोग कर सकते हैं, जो कि सूखी पूनर्नवामूल, भूमि आँवला, श्योनाक आदि औषधियों के मिश्रण के साथ तैयार की गई है।

1. पुनर्नवा की जड़ के छोटे-छोटे टुकड़े करके माला बनाकर पहनने से पीलिया में तुरन्त लाभ मिलता है।

2. लगभग 10 ग्राम पुनर्नवा की जड़ को कूटकर 1 कप पानी में मिलाकर प्रात: एवं सायं पिलाने से पीलिया ठीक होता है तथा रोगी के खून में पित्त-रंजकों की मात्रा कम होने लगती है।
3. विडाल डोडे को रात्रि में पानी में भिगोकर रखें प्रात: इसे घिस लें तथा दो-तीन बूंद रोगी की नासिका में टपका दें या सुघांएं। ऐसा करने से रोगी को आराम मिलता है।
4. बड़ी दूधी को घिसकर पीने से पीलिया रोग शान्त हो जाता है।

कैंसर, एड्स (AIDS) व रक्ताल्पता आदि कष्टसाध्य रोगों में गेहूँ के ज्वारे का रस

सेवनविधि :

प्रतिदिन एक-एक गमले में या थोड़ी भूमि हो तो भूमि पर नौ दिन तक गेहूँ उगाएँ। 10वें दिन प्रथम गमले में उग आई, गेहूँ की हरी पत्तियों को काट कर 10 ग्राम + 25 ग्राम गिलोय (लगभग दो फुट लम्बी व एक अंगुली जितनी मोटी) लेकर थोड़ा पानी मिलाकर पीस लें, कपड़े से निचोड़कर 1 कप की मात्रा में खाली पेट नित्य प्रयोग करें। खाली हुए गमले में अगली बार के लिए पुन: गेहूँ के दाने बो दें।

आश्रम द्वारा दी जाने वाली औषधियों के साथ उक्त रस का नियमित सेवन कैंसर जैसे भयानक रोग से शीघ्र मुक्ति प्रदान करने में सहयोग करता है।

पथरी से मुक्ति के लिए पत्थरचट्टा

नित्य प्रात: पत्थरचट्टा (*Bryophyllum pinnatum* (Lam.) Kurz.) के 2-3 पत्तों को चबा-चबा कर खाएँ। कुछ ही दिनों के सेवन से समस्त प्रकार की अश्मरी व पित्ताशय तथा मूत्र विकारों में निश्चित लाभ होता है।

पाषाणभेद (*Bergenia ligulata* (Wall.) Engl.) का चूर्ण बनाकर 1-1 चम्मच प्रात: एवं सायं जल के साथ सेवन करने से वृक्काश्मरी में लाभ होता है।

5 ग्राम पीपल की छाल, 5 ग्राम नीम की छाल, सर्वकल्प क्वाथ 200 ग्राम तथा वृक्कदोषहर क्वाथ को मिलाकर एवं 1 चम्मच की मात्रा में लेकर 400 मिली पानी में पकाएँ। 100 मिली शेष रहने पर छानकर खाली पेट प्रात: नाश्ते से पहले एवं सायंकाल खाने से 1 घण्टा पहले पिएँ।

इसके नियमित प्रयोग से कुछ ही दिनों में रक्त में यूरिया एवं क्रिएटिनीन की मात्रा घट जाती है।

मधुमेह के लिए घरेलू उपचार

एक खीरा, करेला और टमाटर का जूस निकालकर, प्रातः खाली पेट पीने से मधुमेह में लाभ होता है।

जामुन की गुठली का पाउडर करके, एक-एक चम्मच प्रातः-सायं खाली पेट पानी के साथ सेवन करने से मधुमेह नियन्त्रित होता है।

नीम के 7 पत्ते प्रातः खाली पेट चबाकर अथवा पीसकर पानी के साथ लेने से मधुमेह में लाभ मिलता है।

सदाबहार के 7 पुष्पों को खाली पेट जल के साथ चबाकर सेवन करने से भी मधुमेह में लाभ मिलता है।

गिलोय, जामुन, कुटकी, निम्बपत्र, चिरायता, कालमेघ, सूखा करेला, कालीजीरी, मेथी, इनको समान मात्रा में लेकर चूर्ण कर लें। यह चूर्ण 1-1 चम्मच प्रातः-सायं खाली पेट पानी के साथ सेवन करने से मधुमेह में विशेष लाभ मिलता है।

करंजबीज चूर्ण को आधा-आधा चम्मच की मात्रा में प्रातः एवं सायं गुनगुने जल के साथ सेवन करने से मधुमेह में लाभ होता है।

वातज विकारों के घरेलू उपचार

हल्दी, मेथी-दाना व सोंठ- 100-100 ग्राम तथा अश्वगन्धा चूर्ण-50 ग्राम मात्रा में लेकर चूर्ण कर लें। 1-1 चम्मच नाश्ते व सायं खाने के बाद गुनगुने पानी से लें। इसके सेवन से जोड़ों का दर्द, गठिया, कमर222दर्द आदि में विशेष लाभ होता है

लहसुन की 1 से 3 कली खाली पेट पानी से लेने से जोड़ों के दर्द में लाभ होता है। साथ ही बढ़ा हुआ कोलेस्ट्रॉल, ट्राइग्लिसराइड सामान्य होता है। हृदय की शिराओं में आए हुए अवरोध को भी दूर करने में लहसुन उपयोगी है।

मोथा घास की जड़, जो कि एक गाँठ की तरह होती है, उसका पाउडर करके 1 से 2 ग्राम प्रातः-सायं पानी या दूध से लेने से जोड़ों के दर्द व गठिया में आश्चर्यजनक लाभ मिलता है।

निर्गुण्डी के पत्तों का चूर्ण एक-एक चम्मच प्रातः-सायं खाना खाने के बाद पानी के साथ सेवन करने से वात रोगों का शमन होता है।

एरण्ड के पत्तों को पीसकर हल्का गर्म करके जोड़ो पर लगाने से लाभ मिलता है।

गृध्रसी एवं मधुमेह में लाभदायक सदाबहार एवं हरसिंगार के पत्ते

सदाबहार के 5 पत्ते एवं फूल प्रतिदिन प्रातः खाली पेट खाने से रक्त में शर्करा की मात्रा नियंत्रित रहती है एवं सियाटिका के दर्द में आराम होता है।

हरसिंगार के 5 पत्तों का काढ़ा बनाकर प्रतिदिन प्रातः खाली पेट पीने से रक्त में शर्करा की मात्रा नियंत्रित रहती है तथा सियाटिका का दर्द दूर होता है।

मोच, शोथ एवं अस्थिभग्न के लिए घरेलू उपचार

मंजिष्ठा चूर्ण, शतधौत घृत, रक्तचन्दन, शालि चावल तथा यष्टीमधु चूर्ण को बराबर मात्रा में मिलाकर स्थानिक प्रयोग करके बन्धन बांधने से मोच, अस्थिभग्न में चामत्कारिक लाभ मिलता है।

एरण्ड या आक के पत्तों में पीड़ान्तक तैल लगाकर, हेल्का गर्मकर प्रभावित स्थान पर बाँधने से शोथ, मोच तथा वेदना में लाभ होता है।

गेहूँ की मोटी रोटी बनाकर उसमें हल्दी तथा सरसों का तैल लगाकर, एक तरफ गर्मकर मोच व शोथयुक्त स्थान पर बाँधने से लाभ होता है।

सिरदर्द, अनिद्रा तथा माइग्रेन में लाभकारी नस्य

बादाम का तैल प्रातः खाली पेट तथा सायंकाल सोते समय नाक में डालने से सिर दर्द, माइग्रेन, अनिद्रा, स्मृति-दौर्बल्य, सिर में भारीपन, पक्षाघात, कम्पवात, डिप्रेशन व साइनस में विशेष लाभ होता है। सिर दर्द व अनिद्रा में तुरन्त प्रभाव करता है। बादाम रोगन की सिर में मालिश करने से भी उपरोक्त सभी रोगों में शीघ्र लाभ होता है।

4-4 बूँद गाय के घी को दोनों नथुनों में डालने से अनिद्रा तथा माइग्रेन में लाभ होता है।

निर्गुण्डी के पत्रों का स्वरस निकालकर 4-4 बूँद नाक में डालने से शिरःशूल, कफज-विकारों तथा माइग्रेन में लाभ होता है।

बालों को झड़ने एवं सफेद होने से रोकने वाला प्रयोग

नियमित रूप से दोनों हाथों की अंगुलियों के नाखूनों को आपस में दिन में 2-3 बार 5-5 मिनट रगड़ें। इस प्रयोग के अभ्यास से बालों का झड़ना एवं सफेद होना रुक जाता है। बाल काले एवं घने होने लगते हैं। हमने इस प्रयोग से हजारों वंशानुगत रूप से भी गंजों के बाल उगते एवं 70 वर्ष के वृद्धों के भी बाल काले होते देखे हैं।

बालों के लिए अचूक दवा

बर्रे (पीली मक्खी) का छत्ता (जिसमें से मक्खियाँ उड़ चुकी हों) 5 ग्राम एवं देशी गुड़हल के 10-15 पत्तों को आधा लीटर नारियल तेल में डालकर मन्द-मन्द आग पर उबालें। सिकते-सिकते जब छत्ता काला पड़ जाए तो तेल को अग्नि से हटा लें। ठण्डा हो जाने पर निथार कर तैल को शीशी में भरकर रखें। प्रतिदिन हल्के हाथ से इस तैल की सिर पर मालिश करने से बाल उग आते हैं।

रूसी (Dandruff) नाशक सरल प्रयोग

200 ग्राम नीम के पत्तों को कूटकर 200 मिली तिल तैल में मिलाकर मन्द अग्नि पर धीरे-धीरे पकाएँ। पकाने के बाद छानकर रख लें। इस तैल को सिर में लगाने से डेन्ड्रफ व बालों का झड़ना आदि रोग दूर होते हैं। सिर में सोराइसिस या फोड़े-फुन्सियाँ होने पर इसे लगाने से शीघ्र ही लाभ मिलता है।

सुहागे (टंकण) का फूल	-	5 ग्राम (1 छोटा चम्मच)
नारियल का तेल	-	5 मिली (1 चम्मच)
दही	-	15 मिली (3 चम्मच)
नीबू स्वरस	-	5 मिली

उक्त तीनों को ठीक प्रकार से मिलाकर बालों में लगाएँ। लगभग 1 घण्टा बाद बालों को धो लें। साथ ही आश्रम में तैयार किए गए दिव्य केश तैल का प्रयोग करने से शीघ्र लाभ होता है।

केशों को काला करने के लिए

सूखी पिसी मेंहदी	-	20 ग्राम
काफी पाउडर	-	3 ग्राम
दही	-	25 ग्राम
नींबू का रस	-	4 चम्मच
कत्था	-	3 ग्राम
ब्राम्ही चूर्ण	-	10 ग्राम
आँवला चूर्ण	-	10 ग्राम

सभी को घोटकर मिला लें (बालों में लगाकर 1/2 घण्टा छोड़ दें) पानी से धो लें। इसके प्रयोग से बाल काले, घने तथा मुलायम हो जाते हैं।

शीतपित्त (Urticaria) की घरेलू दवा

50 मिली नारियल तेल तथा 5 ग्राम देशी कपूर दोनों को मिलाकर, शीत-पित्त पर लगाने से तुरन्त आराम मिलता है और जलन तथा खुजली शान्त हो जाती है।

5 नग काली मिर्च 4 चम्मच खाँड तथा 4 चम्मच देशी गोघृत को मिलाकर सेवन करने से शीतपित्त में लाभ होता है।

Gangrene (कोथ) की दवा

गाय का शुद्ध देशी घी लगाकर, विधारा के पत्रों को हल्का-सा गर्म कर साथ में बाँधने से कुछ ही दिनों में Gangrene (कोथ) जैसे भयानक व्रण में आराम हो जाता है।

सदाहरी (*Tridax procumbens*) के पत्तों को पीसकर, रस निकालकर लगाने से कुछ ही दिनों में Gangrene (कोथ) का घाव भरने लगता है।

होठों का फटना (Cracks of Lips)

नित्य प्रतिदिन स्नान के बाद, नाभि में सरसों का तेल मलने से होठों का फटना बन्द हो जाता है। साथ ही चेहरे की रूक्षता दूर होकर कान्ति बढ़ती है।

बिवाई या विपादिका (Cracks of Heal) का मलहम

सरसों का तैल	-	50 मिली
देशी मोम	-	25 ग्राम
देशी कपूर	-	5 ग्राम

सरसों के तैल को गर्म करें। जब तैल उबलने लगे तो उसमें धीरे-धीरे मोंम मिला दें। जब मोम पूरी तरह से घुलकर मिल जाए, तो बर्तन को आँच से उतार लें एवं ठण्डा होने दें। थोड़ा गुनगुना रहने पर उसमें कपूर भी मिला दें। इस तरह तैयार मलहम को रात्रि में सोने से पूर्व बिवाइयों में लगाएं। पहले ही दिन से लाभ मिलने लगता है।

श्वेतकुष्ठ, श्वित्र, चर्मरोगों में लाभकारी

गोमूत्र	-	100 मिली
निम्ब पत्र	-	100 ग्राम

गोबर रस	-	100 मिली
बावची चूर्ण	-	100 ग्राम

1. सभी को मिलाकर एवं पीसकर लेप बना लें। इस लेप को लगाने से श्वित्र एवं अन्य सभी प्रकार के चर्मरोगों (Skin Diseases) में शीघ्र ही आराम मिलता है।
2. पुनर्नवा मूल तथा अर्जुन छाल को गोमूत्र में पीसकर लगाने से श्वेतकुष्ठ में आराम मिलता है।

तिल की दवा

दिव्य कायाकल्प वटी	-	4० ग्राम

2-2 गोली प्रातः एवं सायं खाली पेट पानी से लें। दवा सेवन के 1 घण्टा पहले व बाद में दूध व दूध से बने पदार्थ न लें।

दिव्य कैशोर गुग्गुलु	-	40 ग्राम

1-1 गोली प्रातः-सायं खाने के बाद गुनगुने पानी से लें।

मस्सों व कॉर्न्स (गोखरू) की दवा

खाने का चूना	-	10 ग्राम
सज्जीक्षार	-	10 ग्राम
कपड़े धोने का सोडा	-	10 ग्राम
गेरू	-	2 ग्राम

थोड़ा जल मिलाकर चारों को घोंट-पीस कर मलहम बना लें। मस्सों पर एक बार माचिस की तिली या रूई की फुरेरी से लगाएँ। एक बार लगाने से मस्सा सूख जाता है। एक बार में मस्सा न सूखे तो 2-3 दिन के अन्तराल से एक-दो बार और लगा सकते हैं। इस प्रयोग को सावधानी से करें। (इस से मस्सें सूखने के बाद स्वतः ही झड़ जाते हैं।)

कॉर्न्स- कॉर्न्स (गोखरू) या पैरों की डील को तेज यन्त्र से काटकर उसमें यह दवा भर दें। ऐसे कुछ दिन करने से कॉर्न्स खत्म हो जाते हैं।

कील-मुहासों के लिए

पानी ज्यादा पिएं, नीम के पत्ते 3-3 प्रातः एवं सायं खाएं, मिर्च-मसाला एवं गर्म चीजें कम खाएं।

त्वचारोग एवं चेहरे के दाग धब्बे व झुर्रियाँ

एलोवेरा के पत्ते को छीलकर गूदेदार भाग को मुख व त्वचा पर लगाने से त्वचा की कान्ति बढ़ती है तथा दाग, धब्बे व झुर्रियाँ दूर होती है।

चेहरे पर निखार लाने के लिए

5 ग्राम चिरौंजी, 1 चम्मच हल्दी, 1 चम्मच शहद तथा 1 चम्मच बेसन को कच्चे दूध में मिलाकर चेहरे पर लगाएं।

1 पके टमाटर के रस में 1/2 चम्मच नींबू का रस मिलाकर चेहरे पर लगाएं।

जैतून के तेल में नींबू का रस मिलाकर पूरे शरीर की मालिश करें।

दुर्बलता के लिए अश्वगन्धा चूर्ण

अश्वगन्धा चूर्ण 1-1 चम्मच (3 से 5 ग्राम) प्रातः-सायं दूध से सेवन करने से दुबले व्यक्तियों का एक माह में लगभग 3 से 5 किलो वज़न बढ़ जाता है। इस चूर्ण का सेवन करने से शारीरिक दुर्बलता, वातरोग व स्नायुरोग में भी विशेष लाभ होता है।

मुँह के छालों के लिए घरेलू दवा

कायाकल्प तैल में फिटकरी भस्म मिलाकर रूई की फुहेरी से प्रभावित स्थान पर लगाने से मुख के छाले ठीक हो जाते हैं।

चमेली और अमरूद के 5-5 पत्ते लेकर थोड़ी देर तक मुँह में धीरे-धीरे चबाएँ। थोड़ी देर बाद पानी बाहर निकाल दें। ऐसा करने से भी मुँह के छाले ठीक हो जाते हैं।

1 या 2 खदिरादि वटी को मुख में रख कर चूसने से छालों में लाभ होता है।

Platelets को बढ़ाने के लिए घृतकुमारी

प्रतिदिन खाली पेट 25-50 ग्राम घृतकुमारी का गूदा खाने से अथवा घृत कुमारी स्वरस को पीने से कम हुई Platelets की संख्या बढ़ जाती है।

घृतकुमारी का गूदा Platelets को बढ़ाने के साथ-साथ उदर के समस्त विकारों एवं स्त्रियों के रोगों में बहुत लाभ करता है।

वात रोग, थैलेसीमिया, हिपेटाइटिस 'बी', पेट का फूल जाना, भूख न लगना, भोजन करने पर पेट में जलन होना, स्त्रियों में मासिकधर्म की अनियमितता, मूत्र में जलन होना,

मूत्र का रुक-रुक कर आना आदि रोगों में घृतकुमारी के सेवन से आराम हो जाता है।

पपीते के पत्तों का रस निकालकर 25-50 मिली मात्रा में प्रातः एवं सायं सेवन करने से Platelets बढ़ते हैं।

गोमूत्र के उपयोग

प्रथम प्रयोग-

गोमूत्र साधारण रोगों के साथ-साथ कैंसर, दमा, वृक्क-निष्क्रियता, जलोदर एवं यकृत्-शोथ आदि अनेकों रोगों की निरापद औषध है। 10-15 मिली गोमूत्र का नियमित रूप से प्रतिदिन दो बार सेवन करने से उक्त सभी रोगों में शीघ्र लाभ होना प्रारम्भ हो जाता है।

आधुनिक विश्लेषणों के आधार पर गोमूत्र में नाइट्रोजन, फास्फेट, कैल्शियम, मैग्निशियम, यूरिया, यूरिक अम्ल, पोटैशियम, सोडियम कार्बोलिक अम्ल, लैक्टोज एवं हार्मोन्स पाए जाते हैं, जो सभी रोगों पर अपना-अपना प्रभाव दिखाकर रोग को समाप्त करने में सहयोग करते हैं।

गोमूत्र को यथासम्भव ताजा ही आठ तह किए कपड़े से छानकर प्रयोग करना चाहिए। तुरन्त ब्यायी या जरसी गाय का मूत्र प्रयोग नहीं करना चाहिए। बच्चा देने के 1-2 माह के पश्चात् ही गोमूत्र प्रयोग करना उचित है। प्रतिदिन ताजे गोमूत्र की अनुपलब्धता की अवस्था में गोमूत्र को छानकर शीशी में भरकर रख लें। जो मधुमेह के रोगी नहीं हैं, वे लोग इस गोमूत्र में मधु मिलाकर भी रख सकते हैं। इससे वह अधिक दिनों तक सुरक्षित रहेगा।

द्वितीय प्रयोग-

गोमूत्र को ताम्बे के पात्र में लेकर उसको पका लें। जब आधा से भी कम रह जाए तब छानकर शीशी में भरकर रख लें। 1-1 या 2-2 बूँद प्रातः एवं सायं आँख में डालने से आँखों के समस्त रोगों में लाभ पहुँचता है।

त्रिफला के उपयोग

हरड़, बहेड़ा तथा आंवला फल के समभाग मिश्रण को त्रिफला कहते हैं। त्रिफला को आयुर्वेद में रसायन माना गया है। इसके विधिपूर्वक सेवन से रोगों का शमन तथा शरीर में बल की वृद्धि होती हैं।

त्रिफला के गुण-

1. त्रिफला कफ, पित्त, प्रमेह तथा कुष्ठ को हरने वाला, दस्तावर, नेत्रों को हितकारी, अग्नि प्रदीप्त करने वाला, रुचिवर्धक एवं विषमज्वरनाशक है।

2. 2–5 ग्राम त्रिफला चूर्ण में 125 मिली लौह भस्म मिलाकर प्रातः एवं सायं सेवन करने से बाल झड़ने बंद हो जाते हैं।
3. एक चम्मच त्रिफला चूर्ण को रात्रि को ठंडे पानी में भिगोकर प्रातः उस जल से नेत्रों को धोने से नेत्रों के रोग मिटते हैं।
4. पित्तजनित गुल्म में द्राक्षा एवं हरड़ का 1–2 चम्मच स्वरस गुड़ मिलाकर पीना अथवा त्रिफला चूर्ण की 3–5 ग्राम मात्रा को खाँड में मिलाकर दिन में 3 बार खाना चाहिए।
5. त्रिफला, दाडिम, राजादन यें सब वायुनाशक, मूत्रदोष को मिटाने वाले हैं। हृदय के लिए पिपासानाशक है एवं रुचि उत्पन्न करने वाले हैं।
6. रात्रि में सोते समय एक चम्मच त्रिफला चूर्ण का सेवन गुनगुने जल के साथ करने से कब्ज मिटती है।
7. त्रिफला का क्वाथ बनाकर 20 मिली मात्रा में पीने से विषम ज्वर का शमन होता है।
8. आधा चम्मच त्रिफला चूर्ण को प्रातः, दोपहर व सायं जल के साथ सेवन करने से अम्लपित्त में लाभ होता है।
9. 1 चम्मच त्रिफला चूर्ण को रात्रि में 200 मिली पानी में भिगोकर रखें। प्रातः गर्म करें आधा शेष रहने पर छान लें, इसमें 2 चम्मच शहद मिलाकर सेवन करें। कुछ ही दिनों के सेवन से कई किलो वजन कम हो जाता है।

हरीतकी के उपयोग

1. हरीतकी को चबाकर खाने से जठराग्नि की वृद्धि होती है।
2. हरीतकी को पीसकर खाने से मल का शोधन होता है।
3. हरीतकी को उबालकर खाने से मल का स्तम्भन होता है।
4. हरीतकी को भूनकर खाने से त्रिदोष का शमन होता है।
5. हरीतकी को भोजन के साथ सेवन करने से बुद्धि, बल तथा इन्द्रियों को ताकत मिलती है, त्रिदोष का शमन तथा मल–मूत्र का विरेचन होता है।
6. हरीतकी को भोजन के बाद सेवन करने से अन्नपान सम्बन्धी विकारों तथा दोषों से उत्पन्न होने वाले विकारों का शमन होता है।
7. हरीतकी को सेंधा नमक के साथ खाने से कफज विकारों का शमन होता है।
8. हरीतकी को शक्कर के साथ खाने से पित्तज विकारों का शमन होता है।
9. हरीतकी को घृत के साथ खाने से वात सम्बन्धी विकारों का शमन होता है।
10. हरीतकी को गुड़ के साथ खाने से समस्त व्याधियों में लाभ होता है।

षड्ऋतु के अनुसार हरीतकी का प्रयोग

आयुर्वेद के अनुसार विविध ऋतुओं में शरीर को निरोग व स्वस्थ रखने के लिए रसायन आदि सेवन का वर्णन किया गया है। षड्ऋतुओं के अनुसार हरीतकी का विभिन्न अनुपातों के साथ सेवन करके स्वास्थ्यलाभ प्राप्त किया जा सकता है।

षड्ऋतु अनुसार रसायन औषध

हेमन्त ऋतु	आधा चम्मच हरीतकी एवं सम मात्रा में सोंठ चूर्ण का सेवन।
शिशिर ऋतु	आधा चम्मच हरीतकी एवं सम मात्रा में पिप्पली चूर्ण का ताजे जल के साथ सेवन।
वसन्त ऋतु	हरीतकी चूर्ण का सममात्रा में शहद के साथ सेवन।
ग्रीष्म ऋतु	हरीतकी चूर्ण का सममात्रा में गुड़ के साथ सेवन।
वर्षा ऋतु	हरीतकी चूर्ण का सममात्रा में सैंधव लवण के साथ सेवन।
शरद ऋतु	हरीतकी चूर्ण का सममात्रा में शर्करा के साथ सेवन।

रोगी होकर औषध सेवन करने के लिए आप जितनी जागरूकता दिखाते हैं, यदि आप उसका दशांश भी स्वस्थ रहने के प्रति जागरूक बन जाएँ तो यह निश्चित है कि रोग से पीड़ित न होना पड़ेगा।

– आचार्य बालकृष्ण

प्राथमिक चिकित्सालय अर्थात् रसोईघर

अजवायन

- जो ज्यादा एल्कोहल पीते हों तथा एल्कोहल वाला पेय (शराब) छोड़ना चाहते हों, वे 1/2 किग्रा अजवायन को 4 लीटर पानी में पकाकर तथा लगभग 2 लीटर बचने पर छानकर रखें, इसे प्रतिदिन भोजन के पहले 1-1 कप पीएं। इससे लीवर भी ठीक रहेगा। शराब पीने की इच्छा भी कम होगी।
- अजवायन को हल्का भूनकर 2-3 ग्राम की मात्रा में प्रातः-सायं गुनगुने पानी या दूध के साथ लेने से सर्दी, जुकाम या पेट के रोगों में लाभ होगा।
- 2-3 ग्राम अजवायन को पाउडर करके छांछ के साथ लेने से पेट के कीड़े समाप्त होते हैं।
- 10 ग्राम अजवायन को 1 लीटर पानी में पकाकर 1/4 शेष रहने पर छानकर प्रातः-सायं प्रसूता स्त्री को पिलाने से प्रसूतिजन्य विकार नहीं होते। इससे बढ़ा हुआ शरीर भी अपनी स्थिति में आता है।
- 10 ग्राम अजवायन को बारीक पीसकर उसमें 1/2 नींबू का रस निचोड़ कर डालें, 5 ग्राम फिटकरी पाउडर व छांछ को मिलाकर बालों में मलने से बालों की रूसी ठीक होती है, साथ ही लीखें तथा जूएँ मर जाती हैं।

इलायची

- मुंह में छाले हों तो इलायची को पीसकर शहद मिलाकर लगाने से छाले ठीक होते हैं।
- 2-3 ग्राम इलायची को पीसकर और उसमें मिश्री मिलाकर लेने से मूत्र की जलन व कम पेशाब आने की समस्या में तुरन्त लाभ होता है।
- हिचकी नहीं रुक रही हो तो 2 इलायची व 3 लौंग को पानी में चाय की तरह उबालकर पिला दें, ठीक हो जाएगी। यदि ठीक न हो तो यह प्रयोग दिन में 3-4 बार तक कर सकते हैं।

काली मिर्च

- खांसी अधिक आने पर यदि सो नहीं पा रहे हों तो 1-2 कालीमिर्च मुँह में रखकर चूसते रहें, खांसी में आराम हो जाएगा तथा नींद भी आ जाएगी।
- थोड़ा अदरक व 3-4 काली मिर्च मिलाकर काढ़ा बनाकर पीने से खांसी में

तुरन्त लाभ होता है, चाय के स्थान पर इसका प्रयोग कर सकते हैं।

- शीतपित्त होने पर 4-5 काली मिर्च पीसकर उसमें 1 चम्मच गुनगुने घी और शक्कर मिलाकर पिलाने पर लाभ मिलेगा।
- खांसी व उसके साथ कमजोरी भी हो तो 20 ग्राम काली मिर्च, 100 ग्राम बादाम, 150 ग्राम खाँड या मिश्री मिलाकर, कूटकर पाउडर कर शीशी में भरकर रखें, 1 ग्राम प्रातः-सायं गुनगुने दूध या गुनगुने पानी के साथ लेने से पुरानी खांसी ठीक होती है। इससे कमजोरी में भी लाभ होता है।
- हिचकी या सिर दर्द में काली मिर्च के 3-4 दानों को जलाकर उसके धूएँ को सूंघने से लाभ मिलता है।

जीरा

- जब कभी दस्त लगें, तब 4-6 ग्राम जीरे को हल्का भूनकर, पीसकर दही या दही की लस्सी के साथ लेने से तुरन्त लाभ होता है।
- भूना हुआ जीरा व उतनी ही सौंफ को थोड़ा भूनकर, पीसकर 1-1 चम्मच पानी के साथ दिन में 3-4 बार लेने से मरोड़ के साथ होने वाले पतले दस्त में लाभ होता है।
- 5-7 ग्राम जीरे को 400 मिली पानी में पकाकर 1/4 भाग बचने पर प्रतिदिन दो बार पीने से आंतों के कृमि मर जाते हैं।
- 3-4 ग्राम जीरे को पानी में उबालकर छानकर मिश्री मिलाकर पीने से मूत्र-विकार व प्रदर रोग आदि में लाभ होता है।

दालचीनी

- दालचीनी पाचन-शक्ति को बढ़ाती है और सर्दी-जुकाम, खांसी में लाभ करती है।
- दालचीनी का फाण्ट बनाकर और उसमें अदरख, लौंग तथा इलायची मिलाकर पीने से वातज एवं कफज-विकारों का शमन होता है।
- दालचीनी चूर्ण में शहद मिलाकर सेवन करने से श्वास-कास में लाभ होता है।

धनिया

- सूखा धनिया पीस लें, उससे 4 गुना मिश्री मिलाकर शीशी में भरकर रखें। 1-1 चम्मच दो बार पानी के साथ लेने से अम्ल-पित्त में अत्यन्त लाभ होता है। इससे पेशाब भी खुलकर होता है।
- 3-4 ग्राम धनिया को 400 मिली पानी में पकाकर जब 100 मिली शेष बचे,

तब छानकर शीतल कर लें, उसमें थोड़ा शहद मिलाकर पीने से रक्तप्रदर या शरीर में होने वाली गर्मी में लाभ होता है।

- गर्भावस्था में वमन होने पर या बच्चों को वमन होने पर 2-3 ग्राम धनिये को कूटकर लगभग 400 मिली पानी में भिगोकर उसे छान लें, उसमें थोड़ा शहद मिलाकर थोड़ी-थोड़ी देर में पिलाते रहें। उससे बेचैनी भी कम होगी व वमन शान्त हो जाएगा। इस प्रयोग से खूनी दस्त में भी लाभ मिलेगा।
- 4-5 ग्राम धनिया व उसकी थोड़ी पत्तियों को पीसकर चेहरे पर लगाने से चेहरा सुन्दर एवं युवान पिडका व झांइयों से रहित हो जाता है।
- जिन्हें कामवासना ज्यादा परेशान करती हो, वे 2-3 ग्राम धनिया का पाउडर कुछ समय तक नियमित रूप से ठण्डे पानी के साथ लें। इससे काम वासना कम हो जाती है। प्रतिदिन 5-7 नीम के पत्ते चबाकर ऊपर से थोड़ा पानी पीने वाले की कामवासना शान्त हो जाती है। ऐसा करने से तीव्राम्लता (हाईपरएसिडिटी) भी तुरन्त शान्त हो जाती है।

मेथी

- 1 चम्मच मेथी को रात को 1 कप पानी में भिगो दें। प्रात: उस पानी को पीकर मेथी को भी चबाकर खाएं। इससे मधुमेह में लाभ होगा व इससे होने वाली कमजोरी, वातरोगों व हृदयरोगों में भी लाभ होगा।
- मेथी, हल्दी तथा सोंठ को बराबर मात्रा में लेकर पाउडर करके रखें। 1-1 चम्मच प्रात:-सायं गुनगुने पानी या गुनगुने दूध से सेवन करें। इससे जोड़ों का दर्द व सभी तरह के वातरोग व सूजन में लाभ होता है।
- पुराने आर्थराइटिस के रोगियों को नियमित रूप से लम्बे समय तक इसके सेवन से आशातीत लाभ होता है।
- आर्थराइटिस व मधुमेह के रोगियों को मेथी को अंकुरित करके प्रतिदिन सेवन करने से भी लाभ मिलेगा।
- मेथी को भूनकर, पीसकर, कॉफी की तरह काढ़ा बनाकर, थोड़ा सा अदरक मिलाकर पीने से सर्दी, कफ में लाभ होता है।

राई

- राई को बारीक पीसकर शोथयुक्त स्थान पर लगाकर पट्टी बाँधने से सूजन में लाभ होता है।
- सिर दर्द में राई को पीसकर माथे पर लेप करने से शक्ति मिलती है।

- राई के चूर्ण में सिरका (विनेगर) मिलाकर पीसें, इसे त्वचा रोग (दाद, खाज, खुजली) में लगाने से लाभ मिलेगा।

लौंग

- अचानक तेज सिर दर्द हो या आधासीसी का दर्द हो तब 4-5 ग्राम लौंग को पीसकर थोड़ा पानी मिलाकर माथे (कनपटियों) पर लगाने से लाभ मिलता है।
- लौंग को हल्का भूनकर उसको चूसते रहने से खाँसी में चमत्कारी लाभ होता है।
- शरीर में कहीं भी नासूर या फोड़ा हो गया हो तो 5-7 लौंग व हल्दी को पीसकर लगाने से लाभ होता है।
- जाड़ (दाढ़) या दांत के दर्द में लौंग को दर्द वाले स्थान पर दबाने से या पाउडर करके उस स्थान पर लगाने से पीड़ा शान्त हो जाती है।

हल्दी

- हल्दी, नमक और थोड़ा सा सरसों के तैल को मिलाकर अंगुली से प्रतिदिन मसूड़ों की मालिश करना पायरिया, मुखदुर्गन्ध व दांतों के रोग में अत्यन्त लाभकारी है।
- 1 चम्मच हल्दी पाउडर को प्रतिदिन 1 गिलास गुनगुने दूध के साथ पीने से शरीर की रोगप्रतिरोधक-क्षमता में वृद्धि होती है। सर्दी, जुकाम आदि नहीं होते। शरीर के दर्द, चोट व पीड़ा में भी लाभ होता है।
- 1/2 चम्मच हल्दी को थोड़ा भूनकर शहद से लेने से गला बैठना या खांसी में तुरन्त लाभ होता है।
- यदि कहीं कट या जल जाए तो हल्दी पाउडर को लगाने से रक्तस्राव बन्द हो जाता है। जले में फफोला भी नहीं पड़ता है।
- शरीर में कहीं मोच आ जाए तो एक मोटी रोटी बनाकर, उस पर सरसों का तैल व हल्दी डालकर, गर्म रोटी को मोच वाले स्थान पर बाँधने से सूजन व मोच में तुरन्त लाभ होता है।
- चेहरे की झाँइयों या फुन्सियों में हल्दी व चन्दन और नीम की पत्तियों को पीसकर लगाने से फुन्सियाँ ठीक होकर चेहरे की सुन्दरता भी बढ़ती है।

हींग

- हींग को जल में घिसकर नाभि के आस-पास लेप करने से अफारा व दर्द

में लाभ होता है।

- हींग को दुग्ध में घिसकर वक्षःस्थल (छाती) पर लेप करने से सर्दी-जुकाम में लाभ होता है।

अदरक

- भोजन के आरम्भ में 3-4 ग्रास के साथ थोड़ा अदरक खाने से भूख बढ़ती है। भोजन के उपरान्त थोड़ा अदरक खाने से भोजन का पाचन होता है।
- 2 चम्मच अदरक के रस में थोड़ा शहद मिलाकर लेने से सर्दी, जुकाम व खाँसी में लाभ मिलेगा।
- यदि ठण्ड से दाँत में दर्द हो तो एक टुकड़ा अदरक को दाँत में दबाकर रखने से तुरन्त लाभ मिलेगा।
- अदरक को भूनकर इसे चूसने से खाँसी में लाभ होता है।
- 2-3 ग्राम सोंठ पाउडर में 1/2 या 1 ग्राम दालचीनी मिलाकर दूध या पानी के साथ लेने से हृदयशूल (एन्जायना) में लाभ होता है, यह हृदय को ताकत प्रदान कर पाचन प्रक्रिया को भी ठीक रखता है।
- अदरक के रस में नींबू का रस मिलाकर पीने से मन्दाग्नि दूर होकर भूख बढ़ती है।
- 2 गिलास पानी में 5 ग्राम अदरक को कूटकर और उसे उबालकर थोड़ा नींबू व शहद डालकर प्रातः खाली पेट गर्म-गर्म पीने से मोटापा कम होता है।

नींबू

- नींबू के रस में शहद मिलाकर चेहरे पर लगाने से (ब्लीचिंग करने से चेहरे के कील-मुहासों में लाभ मिलेगा।
- जिन स्त्रियों को अतिरक्तस्राव (ओवर ब्लीडिंग) या रक्तार्श की समस्या हो, तो 1/2 नींबू निचोड़कर 1 कप पीने लायक गुनगुने दूध में डालकर दूध फटने से पहले ही पी जाएं। यह प्रयोग प्रातः खाली पेट या ऋतुकाल में कभी भी कर सकते हैं। इससे रक्तस्राव में तुरन्त लाभ होगा। यह चामत्कारिक प्रयोग है। यह प्रयोग 3-4 दिन करें। यदि पूर्ण लाभ न मिले तो चिकित्सक को अवश्य दिखाएं।
- 10 मिली नींबू रस में प्याज का रस 20 मिली व इच्छानुसार शहद मिलाकर पीने से लीवर के रोग, मन्दाग्नि व अजीर्ण में लाभ होता है।
- नींबू के रस में थोड़ा अदरक व थोड़ा नमक मिलाकर भोजन के साथ लेने

से भूख बढ़ती है। इससे पाचन क्रिया भी सुधरती है।

- गाड़ी में यात्रा करते समय जिन्हें उलटी होती हो या जी मिचलाता हो, उन्हें थोड़ा नमक लगाकर नींबू चूसने से लाभ होगा।

प्याज

- कान दर्द या नजला में कच्चे प्याज को गुनगुना कर उसका रस निकालकर 4-4 बूंद कान या नाक में डालने से तुरन्त लाभ होता है।
- जहाँ ज्यादा गर्मी या लू का प्रकोप होता हो और यदि धूप में जाना या घूमना हो तो एक प्याज को जेब में रखने या गले में बाँधकर रखने से लू का भय नहीं रहता।
- 1 पोटली में 8-10 प्याज बाँधकर घर के बाहर टांगने से हवा से फैलने वाले अनेक तरह के बैक्टीरिया व वायरस से बच्चों को बचाने में सहयोग मिलता है।
- छोटी माता या बड़ी माता रोग हो जाय तो 1-1 चम्मच प्याज के रस में 2-3 काली मिर्च पीसकर कुछ दिन तक दिन में 2-3 बार पिलाने से ठीक होता है, बाद में उसके निशान भी नहीं रहते हैं।
- कच्चे प्याज को गर्म करके फोड़े आदि में बाँधने से तुरन्त पीड़ा का शमन होता है तथा फोड़ा पक जाता है एवं उसका मवाद भी आराम से निकल जाता है।
- पेट में दर्द होने पर पानी में प्याज का रस, नींबू का रस व नमक मिलाकर पिला दें, तुरन्त राहत मिलेगी।

लहसुन

- 1 पोथी लहसुन को टुकड़े करके रात को पानी में भिगो दें। प्रातःकाल खाली पेट लेने से कॉलेस्ट्राल, हृदय रोग व सन्धिवात में लाभ मिलेगा।
- 50 ग्राम लहसुन को कूटकर सौ ग्राम सरसों के तेल, तिल के तेल या जैतून के तैल में पकाकर, छानकर रखें। इसके प्रयोग से सूजन व दर्द में लाभ होता है। यह एक अच्छा प्रयोग है।
- कान दर्द होने पर इस तेल की 3-3 बूंद कान में भी डाल सकते हैं।
- जहाँ ऑक्सीजन की कमी हो, वहाँ पर एक लहसुन को ताबीज की तरह गले में लटकाकर रखने से राहत मिलती है।

घृतकुमारी (एलोवेरा)

- घृतकुमारी के गुद्दे को निकालकर, टुकड़े बनाकर सब्जी की तरह पकाकर

खाने से सन्धिवात, वायु विकार, पेट व यकृत् के विकारों का शमन होता है।

- कटे हुए या जले हुए स्थान पर उसी समय एलोवेरा जेल या रस लगाने से फफोला नहीं पड़ता, रक्त रुक जाता है तथा जख्म जल्दी ठीक हो जाता है।
- 4-6 चम्मच एलोवेरा रस प्रतिदिन पीने से पेट के समस्त रोगों व शरीरगत कमजोरी में लाभ होता है।
- एलोवेरा जेल को चेहरे पर लगाने से चेहरे की कान्ति बढ़ती है तथा झाँइयां, कील, मुँहासों में लाभ होता है।
- हाथ-पैरों की रूक्षता में एलोवेरा जेल लगाने से तुरन्त लाभ होता है।
- ताजा पत्ता लेकर छिलका उतारकर अन्दर के गुद्देदार भाग या रस को निकालकर 20 से 40 मिली मात्रा में सेवन करें। यह सभी वात-रोग, जोड़ों का दर्द, उदर-रोग, अम्लपित्त, मधुमेह इत्यादि में लाभप्रद है।

शहद

- आधा चम्मच दालचीनी पाउडर एवं एक चम्मच शहद के नियमित प्रयोग से रोगप्रतिरोधक-क्षमता की वृद्धि होती है एवं यह साइनस और तीव्र जुकाम में भी लाभदायक है।
- आंखों की ज्योति बढ़ाने के लिए 2 चम्मच शहद को गाजर के रस में मिलाकर नियमित सेवन करें।
- सर्दी-जुकाम, खांसी में 2 चम्मच शहद और उसके बराबर मात्रा में अदरख रस मिलाकर बार-बार चाटें।
- काली मिर्च पाउडर, शहद और अदरख रस बराबर मात्रा में, रोजाना दिन में तीन बार लेने से श्वास, कास में आराम मिलता है।
- रक्तचाप नियन्त्रण के लिए 1 चम्मच लहसुन रस में 2 चम्मच शहद मिलाकर नियमित सेवन करें।
- 1 गिलास गुनगुने जल में 2 चम्मच शहद एवं 1 चम्मच नींबू रस मिलाकर रोज प्रातः-सायं खाली पेट सेवन करने से मोटापा कम होता है।
- रोज एक चम्मच शहद का सेवन करने से मनुष्य लम्बी और स्वस्थ जिन्दगी जी सकता है।

पंचामृत

- गिलोयरस 10 से 20 मिली, घृतकुमारी स्वरस 10 से 20 मिली, गेहूँ के ज्वारे 10 से 20 मिली, तुलसी 7 पत्ते तथा नीम 7 पत्ते प्रातः एवं सायं खाली

पेट सेवन करने से कैंसर से लेकर सभी असाध्य रोगों में अत्यन्त लाभ होता है यह पंचामृत शरीर की शुद्धि व रोग प्रतिरोधक क्षमता के लिए अत्यन्त लाभकारी है।

गिलोय

- सर्दी जुकाम, बुखार आदि में एक अंगुल मोटी व 4 से 6 इंच लम्बी गिलोय लेकर 400 मिली पानी में उबालें, 100 मिली रहने पर पिएं। यह रोग प्रतिरोधक क्षमता (इम्यून-सिस्टम) को मजबूत कर त्रिदोष का शमन करती है व सभी रोगों, बार-बार होने वाली सर्दी-जुकाम, बुखार आदि को ठीक करती है।

तुलसी

- प्रातःकाल खाली पेट 5 से 10 ताजा तुलसी के पत्ते पानी के साथ लें। इसमें प्रचुर मात्र में एन्टी-ऑक्सीडेन्ट होते हैं। यह रोगप्रतिरोधक-क्षमता को बढ़ाकर सर्दी-जुकाम बुखार से लेकर कैंसर तक में लाभकारी है।

कुछ अन्य प्रयोग

- 2-3 ग्राम दालचीनी व उसमें 2-3 लौंग डालकर पानी को चाय की तरह उबालकर पीने से हृद्शूल में लाभ होता है तथा हृदय की बढ़ी हुई धड़कन सामान्य हो जाती है। इससे वायरल संक्रमण में भी लाभ होता है।
- इलायची, दालचीनी तथा सोंठ का पाउडर करके नियमित दूध में डालकर या पानी से सेवन करने से हृदय को ताकत मिलती है। रोगप्रतिरोधक-क्षमता बढ़ती है।
- करेला, खीरा तथा टमाटर का ताजा रस निकालकर एक कप रस प्रातः खाली पेट पिया जाय तो इससे मधुमेह में लाभ होता है तथा पाचन-क्रिया ठीक रहती है।
- लौकी का ताजा रस निकालकर प्रतिदिन प्रातः पीने से हृदय के लिए व सामान्य स्वास्थ्य (जनरल हैल्थ) के लिए बहुत अच्छा रहता है। इसमें सेव का रस भी मिलाकर पी सकते हैं। सर्दी हो तो थोड़ा अदरक का रस या सोंठ मिलाकर पीएं। यह कॉलेस्ट्राल भी कम करता है।
- जिन्हें तेज बुखार हो तो उन्हें दवाइयों के साथ-साथ सामान्य उपचार के रूप में लौकी को गोलाई से काटकर पैर के तलवों में रखना चाहिए। इससे रोगी को शान्ति मिलती है, बुखार जल्दी उतरता है।
- जिन्हें रक्ताल्पता कमजोरी हो, उन्हें अनार, सेव के साथ पालक का रस

निकालकर पीने से जल्दी लाभ मिलेगा।

- जिनका पेट ठीक से साफ न होता हो उन्हें पपीता का सेवन अधिक करना चाहिए। उससे पेट साफ होगा व लीवर भी ठीक रहेगा।
- 5–7 बादाम, 5–10 ग्राम अखरोट तथा 4–5 काली मिर्च को रात को भिगोकर प्रातः पीसकर या अच्छी तरह चबाकर खाने से याददाश्त व शारीरिक शक्ति बढ़ती है।
- 10–10 ग्राम मुनक्का या किशमिश व 4–5 अंजीर तथा 8–10 बादाम को रात में भिगोकर प्रतिदिन प्रातः सेवन करते हैं, तो यह बलकारक व उदर-रोगों में लाभकारी है।
- मुनक्का व अंजीर को दूध में पकाकर सेवन करने से पाचन क्रिया में सुधार तथा बल की वृद्धि होकर कमजोरी दूर होती है।
- सर्दी के मौसम में छुहारा या खजूर को दूध में पकाकर सेवन करना भी स्वास्थ्य के लिए अत्यन्त लाभप्रद है।

संस्थान द्वारा निर्मित मुख्य शास्त्रीय योग

दिव्य आरोग्यवर्धिनी वटी

मुख्य गुण-धर्म : त्वचा विकारों, यकृत् विकारों, मोटापा एवं जीर्ण ज्वर में लाभप्रद।

सेवनविधि व मात्रा :

1 से 2 गोली दिन में 2 बार जल के साथ भोजन के उपरान्त सेवन करें अथवा रोगी की आवश्यकता के अनुसार या चिकित्सकीय परामर्शानुसार अन्य औषध के साथ सेवन करें।

दिव्य खदिरादि वटी

मुख्य गुण-धर्म : गले की खराश, खाँसी, मुंह के छाले तथा मुख दौर्गन्ध्य आदि विकारों में लाभप्रद।

सेवनविधि व मात्रा :

1 से 2 गोली दिन में 2 बार मुंह में रखकर चूसें अथवा रोगी की आवश्यकता के अनुसार या चिकित्सकीय परामर्शानुसार अन्य औषध के साथ सेवन करें।

दिव्य चन्द्रप्रभा वटी

मुख्य गुण-धर्म :

1. यह मूत्रेन्द्रिय व गर्भाशयगत दोष और वीर्य-विकारों की सुप्रसिद्ध औषध है।
2. चन्द्रप्रभा वटी मूत्रकृच्छ्र, मूत्राघात, जोड़ों का दर्द, गठिया, सर्वाइकल स्पोण्डलाइटिस, सियाटिका, कमजोरी, पथरी, सर्वप्रमेह, भगन्दर, अण्डवृद्धि, पीलिया, कामला, अर्श, कटिशूल आदि विकारों को नष्ट करके शरीर का पोषण करती है।
3. यह बलवर्धक, पोषक तथा कान्तिवर्धक है। प्रमेह और उससे पैदा हुए उपद्रवों पर इसका धीरे-धीरे परन्तु स्थायी प्रभाव होता है। सुजाक आदि के कारण वीर्य में जो

विकार उत्पन्न होते हैं, उन्हें यह नष्ट कर देती है। अधिक शुक्रक्षरण या रज:स्राव हो जाने से पुरुष-स्त्री दोनों की शारीरिक कान्ति नष्ट हो जाती है। शरीर कमजोर होना, शरीर का रंग पीला पड़ जाना, मंदाग्नि, थोड़े परिश्रम से हाँफना, आँखें अन्दर धंस जाना, भूख खुलकर न लगना आदि विकारों में चन्द्रप्रभावटी के सेवन से रक्तादि ध. ातुओं की पुष्टि होती है, वायु का शमन होता है तथा शरीर पुष्ट होकर कान्तिमान् एवं ओजपूर्ण हो जाता है।

सेवनविधि व मात्रा :

1-1 या 2-2 गोली दिन में दो या तीन बार गुनगुने जल या गुनगुने दूध के साथ सेवन करें अथवा रोगी की आवश्यकता के अनुसार अन्य औषध के साथ सेवन करें।

दिव्य चित्रकादि वटी

मुख्य गुण-धर्म : भूख न लगना, अग्निमांद्य, अजीर्ण व विबंध आदि सब तरह के उदर-विकारों में लाभप्रद।

सेवनविधि व मात्रा :

1 से 2 गोली दिन में 2 बार मुंह में रखकर चूसें अथवा रोगी की आवश्यकता के अनुसार या चिकित्सकीय परामर्शानुसार अन्य औषध के साथ सेवन करें।

दिव्य महासुदर्शन वटी

मुख्य गुण-धर्म : सभी तरह के ज्वर विशेषतया जीर्णज्वर तथा विषमज्वर में लाभप्रद।

दिव्य विषतिन्दुक वटी

मुख्य गुण-धर्म : नसों में होने वाली वेदना, संधिवात, सर्वांङ्गशूल, तंत्रिकाशूल तथा बहुमूत्रता आदि विकारों में अत्यन्त लाभकारी।

दिव्य वृद्धिवाधिका वटी

मुख्य गुण-धर्म : गाँठ, हर्निया, थायराइड की विकृति एवं अण्डकोष की वृद्धि आदि विकारों में लाभप्रद।

दिव्य संजीवनी वटी

मुख्य गुण-धर्म : जीर्णज्वर, कफ, सर्दी, जुकाम, श्वासनली के संक्रमण व अन्य वायरल संक्रमणों में अत्यन्त लाभकारी।

दिव्य लवंगादि वटी

मुख्य गुण-धर्म : जुकाम, सर्दी, खाँसी तथा कफज विकारों में लाभप्रद।

दिव्य सारिवादि वटी

मुख्य गुण-धर्म : कर्णशूल, कर्णशोथ आदि कर्णरोगों में लाभप्रद।

सभी वटियों की सामान्य सेवनविधि व मात्रा :

1 से 2 गोली दिन में 2 बार जल के साथ भोजन के उपरान्त सेवन करें अथवा रोगी की आवश्यकता के अनुसार या चिकित्सकीय परामर्शानुसार अन्य औषध के साथ सेवन करें।

दिव्य कांचनार गुग्गुलु

मुख्य गुण-धर्म : गुर्दे की पथरी, मूत्रनली के संक्रमण, मूत्रकृच्छ्र, मूत्रदाह आदि विकारों में लाभप्रद।

दिव्य कैशोर गुग्गुलु

मुख्य गुण-धर्म : वातरक्त, व्रण, कुष्ठ, गुल्म, पिड़िका, वातज विकार, रक्तज विकार तथा त्वचा-विकारों में लाभप्रद।

दिव्य गोक्षुरादि गुग्गुलु

मुख्य गुण-धर्म : गुर्दे की पथरी, मूत्रनली के संक्रमण, मूत्रकृच्छ्र, मूत्रदाह, शोथ आदि मूत्रविकारों में लाभप्रद।

दिव्य त्रयोदशांग गुग्गुलु

मुख्य गुण-धर्म : कटिशूल, स्नायुशूल (नसों का दर्द), संधिवात तथा वातरक्त आदि विकारों में लाभप्रद।

दिव्य त्रिफला गुग्गुलु

मुख्य गुण-धर्म : बवासीर, भगन्दर, वातज वेदना, पक्षाघात, गृध्रसी आदि विकारों में लाभप्रद।

दिव्य महायोगराज गुग्गुलु

मुख्य गुण-धर्म : समस्त वातविकार, आमवात, पक्षाघात, संधिवात, वातरक्त, व मेदोवृद्धि में लाभप्रद।

दिव्य योगराज गुग्गुलु

मुख्य गुण-धर्म : संधिशूल, गठिया आदि जोड़ों के विकारों में लाभप्रद।

दिव्य लाक्षादि गुग्गुलु

मुख्य गुण-धर्म : अस्थिभंग, आघातजन्य शूल, शोथ, अस्थिभंगुरता आदि विकारों में लाभप्रद।

दिव्य सिंहनाद गुग्गुलु

मुख्य गुण-धर्म : आमवात, पक्षाघात, संधिवात, संधिशूल आदि विकारों में लाभप्रद।

दिव्य सप्तविंशति गुग्गुलु

मुख्य गुण-धर्म : शोथ, मूत्रनली के विकार, जोड़ों का दर्द आदि विकारों में लाभप्रद।

सामान्य सेवनविधि व मात्रा :

1 से 2 गोली दिन में 2 बार जल के साथ भोजन के उपरान्त सेवन करें अथवा रोगी की आवश्यकता के अनुसार या चिकित्सकीय परामर्शानुसार अन्य औषध के साथ सेवन करें।

दिव्य अश्वगन्धा चूर्ण

मुख्य गुण-धर्म : तनाव, थकान, शारीरिक दुर्बलता, कृशता, स्नायु-विकार आदि में लाभप्रद।

दिव्य अविपत्तिकर चूर्ण

मुख्य गुण-धर्म : अम्लपित्त, अपच, विबन्ध, आध्मान व उदावर्त आदि विकारों में लाभप्रद।

दिव्य गंगाधर चूर्ण

मुख्य गुण-धर्म : अतिसार, प्रवाहिका तथा संग्रहणी आदि उदर-विकारों में लाभप्रद।

दिव्य त्रिकटु चूर्ण

मुख्य गुण-धर्म : अजीर्ण, अपच, खाँसी, गले के रोगों व कफज रोगों में लाभप्रद।

दिव्य त्रिफला चूर्ण

मुख्य गुण-धर्म : दृष्टि-विकारों, उदर-विकारों तथा पाचन सम्बन्धी विकारों में लाभप्रद।

दिव्य पंचकोल चूर्ण

मुख्य गुण-धर्म : अरुचि, विबन्ध, उदरशूल, श्वास-कास, ज्वर, सर्वाङ्गशूल तथा अग्निमांद्य में हितकर।

दिव्य पुष्यानुग चूर्ण

मुख्य गुण-धर्म : रक्तप्रदर, श्वेतप्रदर आदि सभी प्रकार के स्त्रीरोगों में लाभप्रद।

दिव्य बाकुची चूर्ण

मुख्य गुण-धर्म : श्वेतकुष्ठ, त्वचारोग व त्वचा की विवर्णता आदि त्वचा विकारों में लाभप्रद।

दिव्य बिल्वादि चूर्ण

मुख्य गुण-धर्म : अतिसार, प्रवाहिका, संग्रहणी, आन्त्रविकार व आमदोष में लाभप्रद।

दिव्य लवणभास्कर चूर्ण

मुख्य गुण-धर्म : मन्दाग्नि, आध्मान, उदरशूल आदि पाचन सम्बन्धी विकारों में लाभप्रद।

दिव्य सितोपलादि चूर्ण

मुख्य गुण-धर्म : सर्दी, खाँसी, ज्वर तथा अस्थमा में लाभप्रद।

दिव्य हरीतकी चूर्ण

मुख्य गुण-धर्म : अपच, अजीर्ण, विबन्ध आदि उदर-विकारों में लाभप्रद।

समस्त चूर्णों की सामान्य सेवनविधि व मात्रा :

आधा या एक चम्मच (लगभग 2-5 ग्राम) चूर्ण खाली पेट या खाने के बाद रोगों के अनुसार प्रातः एवं सायं ताजे जल या गुनगुने जल के साथ सेवन करना चाहिए।

दिव्य अर्जुन क्वाथ

मुख्य गुण-धर्म : सभी प्रकार के हृदय-विकारों में लाभप्रद।

दिव्य गिलोय क्वाथ

मुख्य गुण-धर्म : सभी प्रकार के ज्वर, खाँसी, त्वचा-विकारों, विषमज्वर तथा सभी प्रकार के संक्रमण में लाभप्रद।

दिव्य दशमूल क्वाथ

मुख्य गुण-धर्म : सभी प्रकार के ज्वर, वातविकारों एवं स्त्रीरोगों में लाभप्रद।

दिव्य महामंजिष्ठादि क्वाथ

मुख्य गुण-धर्म : सभी प्रकार के त्वचारोगों में लाभप्रद एवं रक्तशोधक।

दिव्य मुलेठी क्वाथ

मुख्य गुण-धर्म : सभी प्रकार के संक्रमण, ज्वर, अम्लपित्त, अजीर्ण आदि उदरविकारों तथा कफज विकारों में लाभप्रद।

समस्त क्वाथों की सामान्य मात्रा एवं उपयोग-विधि :

5-10 ग्राम क्वाथ द्रव्य को लेकर लगभग 400 मिली पानी में पकाएं जब लगभग 100 मिली शेष रह जाए तो छानकर, प्रातः खाली पेट व रात्रि को भोजन से 1 घण्टा पहले या चिकित्सक के परामर्शानुसार सेवन करें।

दिव्य अर्जुनारिष्ट

मुख्य गुण-धर्म : हृदयरोग, घबराहट, हृदयशूल, उच्चरक्तचाप आदि में लाभप्रद।

दिव्य अभयारिष्ट

मुख्य गुण-धर्म : बवासीर, नाड़ीव्रण, विबन्ध, उदरविकार एवं मूत्रकृच्छ्र में लाभप्रद।

दिव्य अरविन्दासव

मुख्य गुण-धर्म : बच्चों की शारीरिक वृद्धि के लिए हितकर एवं सभी तरह के बालरोगों में लाभप्रद।

दिव्य अश्वगन्धारिष्ट

मुख्य गुण-धर्म : तनाव, थकान, अवसाद, शिथिलता, अनिद्रा, स्नायु-दुर्बलता आदि विकारों में लाभप्रद।

दिव्य अशोकारिष्ट

मुख्य गुण-धर्म : मासिकधर्म सम्बन्धी सभी विकारों, श्वेतप्रदर, सामान्य दौर्बल्य तथा चिड़चिड़ाहट आदि विकारों में लाभप्रद।

दिव्य उशीरासव

मुख्य गुण-धर्म : नकसीर (नाक से रक्तस्राव), मूत्रनली के संक्रमण, शोथ, रक्तार्श व विबन्ध में हितकारी।

दिव्य कुटजारिष्ट

मुख्य गुण-धर्म : आमदोष, प्रवाहिका, अग्निमांद्य, अजीर्ण, संग्रहणी एवं अतिसार आदि उदरविकारों में लाभप्रद।

दिव्य कुमार्यासव

मुख्य गुण-धर्म : यकृत्-शूल, यकृत्-शोथ आदि यकृत्-विकारों तथा उदर-विकारों में लाभप्रद।

दिव्य खदिरारिष्ट

मुख्य गुण-धर्म : चेहरे के दाग, धब्बे, कील-मुंहासे एवं सभी तरह के रक्त-विकार व चर्म रोगों में लाभप्रद।

दिव्य पत्रांगासव

मुख्य गुण-धर्म : श्वेतप्रदर, रक्तप्रदर, मासिक-विकार आदि स्त्रीरोगों में लाभप्रद।

दिव्य पुनर्नवारिष्ट

मुख्य गुण-धर्म : रक्ताल्पता, शोथ, पीलिया व यकृत् सम्बन्धी रोगों में लाभप्रद।

दिव्य विडंगासव

मुख्य गुण-धर्म : सभी प्रकार के कृमिरोगों एवं उदर सम्बन्धी विकारों में लाभप्रद।

दिव्य सारस्वतारिष्ट

मुख्य गुण-धर्म : स्मृतिलोप, मनोवसाद, अपस्मार एवं अन्य मानसिक विकारों में लाभप्रद।

समस्त आसवों व अरिष्टों की सामान्य मात्रा एवं उपयोग-विधि :

उपरोक्त सभी औषधियों को 3-4 चम्मच लेकर बराबर मात्रा में जल मिलाकर भोजन के पश्चात् दिन में दो बार सेवन करें। बच्चों को 1-1 चम्मच या 2-2 चम्मच समभाग जल मिलाकर सेवन कराएं।

दिव्य आमलकी रसायन

मुख्य गुण-धर्म : शास्त्र के अनुसार आमलकी रसायन दीर्घायुष्य करने वाला, जराजन्य व्याधियों को शान्त करने वाला, बुद्धि एवं समस्त इन्द्रियों के बल की वृद्धि करने वाला है। इस रसायन को ब्रह्माजी ने बनाया था तथा वशिष्ठ, कश्यप, अंगिरा, भारद्वाज, जमदग्नि एवं भृगु आदि ऋषियों ने

इसका प्रयोग किया, जिससे वे रोग एवं वृद्धावस्था से मुक्त हो गये थे। यह नेत्ररोग, केशरोग व अन्य उदर सम्बन्धी विकारों को दूर करता है व आयुवर्धक निरापद रसायन है।

दिव्य एकांगवीर रस

मुख्य गुण-धर्म : कटिशूल, स्नायुशूल (नसों का दर्द), पक्षाघात व वातविकार में लाभप्रद।

दिव्य कामदुघा रस

मुख्य गुण-धर्म : अम्लपित्त, आन्त्रशोथ (आंतों की सूजन) तथा उदर-विकारों में लाभप्रद।

दिव्य कुमारकल्याण रस

मुख्य गुण-धर्म : सभी प्रकार के शिशु रोगों में लाभप्रद। बच्चों के आरोग्य वृद्धि एवं शारीरिक पुष्टि में सहायक।

दिव्य त्रिभुवनकीर्ति रस

मुख्य गुण-धर्म : सर्दी, खांसी तथा ज्वर में लाभप्रद।

दिव्य प्रवाल पंचामृत रस

मुख्य गुण-धर्म : उदरविकार, अम्लपित्त तथा समस्त पाचन सम्बन्धी विकारों व शूलरोगों में लाभप्रद।

दिव्य बृहत् वातचिंतामणि रस

मुख्य गुण-धर्म : पक्षाघात तथा सभी प्रकार के जोड़ों के दर्द व वातरोगों में लाभप्रद।

दिव्य महाविध्वंसन रस

मुख्य गुण-धर्म : सभी प्रकार के जोड़ों के दर्द व वातरोगों में लाभप्रद।

दिव्य योगेन्द्र रस

मुख्य गुण-धर्म : पक्षाघात, मिरगी, हृदयरोग, बेचैनी व मानसिक विकारों में लाभप्रद।

दिव्य रसराज रस

मुख्य गुण-धर्म : लकवा तथा अर्दित (मुख का पक्षाघात), स्नायुविकार, तन्त्रिका-विकार व मस्तिष्क विकारों में लाभप्रद एवं शरीर को तन्दुरस्ती प्रदान करने वाली।

दिव्य लक्ष्मीविलास रस

मुख्य गुण-धर्म : सर्दी, खांसी, जीर्ण प्रतिश्याय, नासागत रोगों व गृध्रसी आदि रोगों में लाभप्रद।

दिव्य वसन्तकुसुमाकर रस

मुख्य गुण-धर्म :

1. यह हृदय को बल देने वाला शक्तिवर्धक, बहुमूत्रता, हर प्रकार के प्रमेह, सोमरोग, श्वेतप्रदर, योनि तथा गर्भाशय विकारों, वीर्यविकारों को दूर करने वाला उत्तम तथा अद्भुत रसायन है। वीर्य की कमी से उत्पन्न क्षयरोग की यह उत्तम औषधि है।
2. इसके सेवन से हृदय एवं फेफड़ों की कमजोरी, शूल तथा दिमागी कमजोरी, भ्रम, याददाश्त की कमी, नींद न आना, जीर्ण, रक्तपित्त, कफ, खाँसी, श्वास, संग्रहणी, रक्तप्रदर, श्वेतप्रदर, खून की कमी और बुढ़ापे की कमजोरी व रोग निवृत्ति के बाद की कमजोरी दूर होती है।
3. मधुमेह रोग की यह प्रसिद्ध औषधि है।

सेवनविधि व मात्रा :

1 से 2 रत्ती (125-250 मिग्रा) तक मक्खन, मलाई, शहद या दूध के साथ

प्रात:-सायं सेवन करें।

दिव्य स्वर्ण वसन्तमालती रस

मुख्य गुण-धर्म : शिथिलता, रोगप्रतिरोधक क्षमता का अभाव, बहुमूत्रता तथा राजयक्ष्मा में लाभप्रद।

समस्त रसों की सामान्य मात्रा एवं उपयोग-विधि :

रसौषधियाँ अति अल्प मात्रा में भी अत्यन्त प्रभावकारी होती हैं। अत: सभी रसौषधियों का प्रयोग उचित वैद्यकीय देख-रेख में या अन्य सहयोगी औषधियों के अनुपान के साथ सेवन करना चाहिए।

दिव्य फलघृत

मुख्य गुण-धर्म : गर्भाशय विकारों तथा स्त्रीरोगों में हितकर। गर्भधारण में सहयोगी तथा बार-बार होने वाले गर्भपात में लाभप्रद।

उपयोग-विधि : 1 चम्मच प्रात: एवं सायं गुनगुने जल के साथ सेवन करें या चिकित्सक के परामर्शानुसार प्रयोग करें।

दिव्य महात्रिफलादि घृत

मुख्य गुण-धर्म : समस्त प्रकार के नेत्ररोग, दृष्टि-विकार, केशरोग, उदररोग व शारीरिक शिथिलता में लाभकारी।

उपयोग-विधि : 1 चम्मच प्रात: एवं सायं गुनगुने जल के साथ सेवन करें या चिकित्सक के परामर्शानुसार प्रयोग करें।

दिव्य षड्बिन्दु तैल

मुख्य गुण-धर्म : सिरदर्द, सर्दी, कफ व सभी तरह के नासागत रोग एवं साइनस के संक्रमण में लाभप्रद।

उपयोग-विधि : 2-2 बूँद नाक में डालें या चिकित्सक के परामर्शानुसार

प्रयोग करें।

दिव्य कासीस भस्म

मुख्य गुण-धर्म : रक्ताल्पता, यकृत्प्लीहा-वृद्धि आदि में लाभप्रद।

दिव्य कुलिया भस्म

मुख्य गुण-धर्म : मिरगी, उन्माद तथा नसों से सम्बन्धि विकारों में लाभप्रद।

दिव्य गोदन्ती भस्म

मुख्य गुण-धर्म : सिरदर्द, ज्वर, खाँसी तथा अस्थमा में लाभप्रद। यह कैल्शियम का प्राकृतिक स्रोत है।

दिव्य टंकण भस्म

मुख्य गुण-धर्म : खाँसी, जुकाम, कफजविकार व छोटे बच्चों के दाँत निकलते समय होने वाली परेशानी में लाभप्रद।

दिव्य ताम्र भस्म

मुख्य गुण-धर्म : कैंसर, ट्यूमर, किसी भी तरह की गाँठ तथा उदर सम्बन्धी विकारों में लाभपद्र।

दिव्य त्रिवंग भस्म

मुख्य गुण-धर्म : मधुमेह, स्त्री एवं पुरुष सम्बन्धित धातुरोग तथा मूत्र सम्बन्धी विकारों में लाभप्रद।

दिव्य मण्डूर भस्म

मुख्य गुण-धर्म : यकृत्-विकारों, पीलिया, रक्ताल्पता तथा शोथजन्य विकारों में लाभप्रद।

दिव्य मुक्ताशुक्ति भस्म

मुख्य गुण-धर्म : उदरशूल, ज्वर तथा अम्लपित्त में लाभप्रद।

दिव्य रजत भस्म

मुख्य गुण-धर्म : इसका सेवन स्नायुविकार, वातरोग व मिरगी में लाभप्रद है।

दिव्य लौह भस्म

मुख्य गुण-धर्म : रक्ताल्पता, अम्लपित, पीलिया तथा अन्य उदर संबंधी विकारों में लाभप्रद।

दिव्य वंग भस्म

मुख्य गुण-धर्म : मधुमेह, मूत्रसंस्थानगत रोग तथा नपुंसकता में लाभप्रद।

दिव्य शंख भस्म

मुख्य गुण-धर्म : उदर सम्बन्धी विकारों, अफारा, अपच जैसे जीर्ण रोगों में लाभप्रद।

दिव्य स्फटिक भस्म

मुख्य गुण-धर्म : अतिरक्तस्राव, खांसी, नासागत रक्तस्राव तथा श्वास संबंधी विकारों में लाभप्रद। व्रणरोपक व व्रणशोधक।

दिव्य स्वर्ण माक्षिक भस्म

मुख्य गुण-धर्म : रक्ताल्पता, पीलिया, अनिद्रा, संधिगत दुर्बलता, स्नायुविकार तथा बारम्बार होने वाले ज्वर में लाभप्रद।

दिव्य स्वर्ण भस्म

मुख्य गुण-धर्म :

1. सोना एक श्रेष्ठतम धातु है। अत: उससे प्राप्त भस्म भी शारीरिक और मानसिक विकृतियों का शमन करने में बहुत महत्वपूर्ण है। इसके सेवन से प्राय: सभी रोगों में चमत्कारिक लाभ होता है।
2. विषविकार, निर्बलता, धातुक्षीणता, अत्यन्त विकृत गठिया, कालाज्वर, मलेरिया आदि से पीड़ित व अत्यन्त क्षीण अवस्था को प्राप्त रोगी, जो अन्य किसी औषधि से ठीक न हो रहा हो, स्वर्णघटित औषध के प्रयोग से ठीक हो जाता है।
3. स्वर्ण भस्म तेजस्वी होते हुए भी सौम्य पदार्थ है। यह दूषित रक्त को शुद्ध कर हृदय को पुष्ट करते हुए मस्तिष्क, स्नायु मण्डल, मूत्रपिण्ड और शरीर के अन्य अंगों पर एक प्रकार का स्फूर्तिदायक प्रभाव डालता है, जिससे शरीर की ओज-कान्ति बढ़ती है। शरीर में नूतन चेतना व मन में उमंग पैदा होती है। यह शरीर में रोग प्रतिरोधक क्षमता की वृद्धि कर, बढ़े हुए विजातीय तत्व को समाप्त करती है।

दिव्य हजरूलयहूद भस्म

मुख्य गुण-धर्म : मूत्रनली या गुर्दे की पथरी, मूत्र विसर्जन में कठिनाई तथा पेशाब में जलन आदि रोगों में लाभप्रद।

दिव्य हीरक भस्म

मुख्य गुण-धर्म : कैंसर, सभी प्रकार के ट्यूमर तथा अत्यन्त शारीरिक दुर्बलता व नपुंसकता आदि के उपचार में लाभप्रद।

दिव्य अकीक पिष्टी

मुख्य गुण-धर्म : ज्वर तथा हृदय विकारों में लाभप्रद।

दिव्य कहरवा पिष्टी

मुख्य गुण-धर्म : खूनी पेचिश, अतिरक्तस्राव व रक्तप्रदर आदि में लाभप्रद।

दिव्य जहरमोहरा पिष्टी

मुख्य गुण-धर्म : उच्चरक्तचाप में लाभप्रद, हृदय को बल देने वाली, विषनाशक निरापद औषध।

दिव्य प्रवाल पिष्टी

मुख्य गुण-धर्म : खाँसी, ज्वर, अस्थिमृदुता, शिथिलता तथा अम्लता में लाभप्रद।

दिव्य मुक्ता पिष्टी

मुख्य गुण-धर्म :

1. मुक्ता पिष्टी रक्तपित्त, कमजोरी, सिरदर्द, पित्त की वृद्धि, दाह, प्रमेह और मूत्रकृच्छ्र आदि को दूर करती है।
2. इसके सेवन से पित्त की तीव्रता और अम्लता तुरन्त कम हो जाती है तथा नेत्रों की ज्योति बढ़ती है। हृदय की बढ़ी हुई धड़कन एवं अनिद्रा रोग में मुक्ता पिष्टी से विशेष लाभ होता है। मूत्रदाह, सर्वांगदाह, निद्रा का अभाव, चिड़चिड़ापन आदि में मुक्ता पिष्टी के सेवन से शीघ्र लाभ मिलता है।
3. गर्मी के दिनों में कड़ी धूप में घूमने-फिरने या अग्नि के पास ज्यादा देर काम करने से, नाक, मुँह तथा गुदामार्ग से रक्त गिरने लगता है। साथ ही कपाल, नेत्र तथा सर्वांग में दाह होने लगता है। रोगी बेचैन हो जाता है। ऐसे लक्षणों में मुक्ता पिष्टी का सेवन अति लाभकारी है।
4. पित्तजन्य क्षय में जब दाह, तृष्णा, बुखार, बेचैनी आदि लक्षण हों तो मुक्ता पिष्टी का सेवन लाभदायक है। अम्लपित्त में जब कण्ठ में जलन हो, खट्टी डकारें आती हों तो मुक्ता पिष्टी तुरन्त लाभ पहुँचाती है।

सेवनविधि व मात्रा :

1 से 2 रत्ती (125-250 मिग्रा) तक, मक्खन, मलाई, शहद, च्यवनप्राश, गुलकन्द, आँवले का मुरब्बा, ब्राह्मी शरबत आदि के साथ सेवन करें।

दिव्य श्वेत पर्पटी

मुख्य गुण-धर्म : मूत्रकृच्छ्र, वृक्क व मूत्रनली की पथरी, पेशाब सम्बन्धी दाह को शान्त करने वाली तथा संग्रहणी में लाभप्रद।

समस्त पिष्टी व भस्मों की सामान्य मात्रा एवं उपयोग-विधि :

शुद्ध एवं शास्त्रीय विधि से निर्मित भस्में अत्यन्त प्रभावकारी एवं रोगों को समूल नष्ट करने वाली होती हैं, भस्मों का सेवन उचित अनुपान, आयु व बल का विचार करके किसी योग्य चिकित्सक के परामर्श से ही करना चाहिए।

दिव्य ताल सिंदूर

मुख्य गुण-धर्म : श्वसनविकारों एवं त्वचा-रोगों में लाभदायक।

दिव्य पुनर्नवादि मण्डूर

मुख्य गुण-धर्म : शोथ, रक्ताल्पता तथा प्लीहा-वृद्धि में लाभप्रद।

दिव्य मकरध्वज

मुख्य गुण-धर्म : सामान्य स्वास्थ्य के लिए टॉनिक तथा कामशक्ति वर्धक।

दिव्य रस सिंदूर

मुख्य गुण-धर्म : ज्वर एवं मधुमेह में लाभदायक।

दिव्य शिला सिंदूर

मुख्य गुण-धर्म : श्वसन-विकारों में लाभदायक।

दिव्य सप्तामृत लौह

मुख्य गुण-धर्म : सभी प्रकार के दृष्टि तथा उदर-विकारों में लाभप्रद।

समस्त लौह-मण्डूर तथा रसायन (कूपीपक्व रसायन) सिन्दूर की सामान्य मात्रा एवं उपयोग-विधि :

कूपीपक्व रसायन व सिन्दूर का प्रयोग दूसरी औषधियों के साथ अनुपान भेद व आयु एवं शारीरिक अवस्था को ध्यान में रखकर किया जाता है, अतः कुशल वैद्य के निरीक्षण में ही सेवन करें।

दिव्य च्यवनप्राश

मुख्य गुण-धर्म :

1. च्यवनप्राश केवल रोगियों के लिए ही नहीं बल्कि स्वस्थ मनुष्य के लिए भी उत्तम रसायन है।
2. किसी भी कारण से उत्पन्न शारीरिक और मानसिक दुबर्लता को दूर कर फेफड़ों को मजबूत करता है तथा कफज विकारों को दूर कर शरीर को हृष्ट-पुष्ट बना देता है।
3. यह रस रक्तादि सातों धातुओं को पुष्ट करके बल, वीर्य, कान्ति, शक्ति और बुद्धि को बढ़ाता है।
4. इसका सेवन बच्चे, स्त्री-पुरुष व वृद्धजन सभी समान रूप से कर सकते हैं।

सेवनविधि व मात्रा :

एक से दो चम्मच अर्थात् डेढ़ से ढाई तोला, दिन में दो बार खाएँ। दूध आधे घण्टे बाद पिएं।

दिव्य बादाम पाक

मुख्य गुण-धर्म :

1. बादाम पाक एक पौष्टिक रसायन है। इसके सेवन से दिमाग एवं हृदय की दुर्बलता, पित्त-विकार तथा नेत्ररोग दूर होते हैं।
2. सिरदर्द के लिए यह चामत्कारिक औषधि है। दिमागी काम करने वालों को इसका सेवन अवश्य करना चाहिये।
3. इसके सेवन से शरीर पुष्ट होता है। यह बल, वीर्य और ओज की वृद्धि करता है। ध्वजभंग, नपुंसकता, स्नायुदौर्बल्य में इसका सेवन अतीव लाभकारी है।

सेवनविधि व मात्रा :

1 से 2 तोला (10-20 ग्राम) तक गोदुग्ध या जल के साथ प्रातः व सायं सेवन करें।

दिव्य शिलाजीत सत्

मुख्य द्रव्य स्रोत :

यह हिमालय की ऊँची पर्वतमालाओं से स्रवित होने वाला एक दिव्य रस है, जिसमें

प्राकृतिक रूप में ही सोना, चाँदी, लोहा आदि सप्त धातुओं का सूक्ष्म मिश्रण होता है।

मुख्य गुण-धर्म :

शिलाजीत की प्रशंसा करते हुए शास्त्रों में लिखा है–

"न सोऽस्ति रोगो भुवि साध्यरूपः शिलाह्वयं यन्न जयेत् प्रसह्य"

अर्थात् इस संसार में रस धातु आदि की विकृति से पैदा हुआ ऐसा कोई भी रोग नहीं है, जो शिलाजीत के सेवन से नष्ट न हो सके।

1. देह को निरोग और सुदृढ़ बनाने के लिए शिलाजीत सर्वोत्तम रसायन है। यह सर्व प्रकार के जीर्ण, दु:खदायी रोग, मेदवृद्धि, मधुमेह व उससे आयी हुई अशक्तता को दूर करके शरीर को शक्तिसम्पन्न व कान्तियुक्त बनाता है।
2. यह गठिया, सर्वाइकल स्पोण्डलाइटिस, सियाटिका, कमरदर्द, घुटनों का दर्द, कम्पवात, शोथ, जोड़ों का दर्द आदि सभी प्रकार के दर्दों को दूर करता है।
3. सर्दी, कफ, नजला, जुकाम, एलर्जी, श्वास, कास, दमा, फेफड़ों की कमजोरी, टी. बी. (यक्ष्मा), हड्डियों की कमजोरी, शारीरिक दुर्बलता, धातुरोग, यौनशक्ति की कमी, डायबिटीज आदि अनेक रोगों की एक प्रभावशाली औषध है।
4. सभी स्त्री-पुरुष तथा रोग होने पर बच्चे भी इस औषध का सेवन कर सकते हैं। इससे शरीर में रोग प्रतिरोधक शक्ति की वृद्धि होती है।

सेवनविधि व मात्रा :

1 से 2 बूँद प्रात: एवं सायं दूध के साथ सेवन करें। गर्मी की ऋतु में इसकी मात्रा मूँग के दाने (लगभग 65 मिग्रा) के बराबर लें क्योंकि आश्रम की शिलाजीत पूर्णत: शुद्ध होती है, अत: अत्यधिक प्रभावशाली है। सर्दी के समय एक या दो चने (लगभग 125-150 मिग्रा) के बराबर ले सकते हैं। जो दूध नहीं पीते, वे गुनगुने जल के साथ ही शिलाजीत ले सकते हैं।

संस्थान द्वारा निर्मित मुख्य स्वानुभूत योग

हमने यथासम्भव आयुर्वेद की परम्परागत विधा एवं शास्त्रीय योगों को गुणवत्ता पूर्ण ढंग व शास्त्रीय विधि से निर्माण कर जनमानस के लाभ के लिए प्रचार प्रसार किया। पुनरपि कुछ रोगों में रोगी की स्थिति के अनुसार आशातीत लाभ न होने से वर्षों के अनुभव व सतत अनुसन्धान के परिणामस्वरूप कुछ स्वानुभूत योगों का निर्माण किया है, जो निम्नलिखित हैं।

दिव्य अर्शकल्प वटी

मुख्य घटक :

शुद्ध रसौत, हरड़ छोटी, बकायन के बीज, नीम के बीज, रीठा छाल, देसी कपूर, कहरवा, खूनखराबा, मकोय, एलुआ, नागदौन आदि।

मुख्य गुण-धर्म :

1. खूनी व बादी दोनों तरह की बवासीर को दूर कर उससे उत्पन्न होने वाली असुविधाओं से बचाती है। कुछ दिन लगातार प्रयोग करने से बवासीर, भगन्दर (फिस्च्युला) आदि से भी बचा जा सकता है।
2. यह अर्शजन्य शूल, दाह व पीड़ा को भी दूर करती है।

सेवनविधि व मात्रा :

छाछ (तक्र) या ताजे पानी के साथ रोग की अवस्थानुसार 1-1 या 2-2 गोली प्रातः खाली पेट व सायं खाने से पहले सेवन करें।

दिव्य आरोग्य वटी

मुख्य घटक :

गिलोय, नीम, तुलसी आदि।

मुख्य गुण-धर्म :

1. यह वटी स्वास्थ्यवर्धक, जीवाणु संक्रमण का निवारण करने वाली, त्वकरोग तथा त्रिदोष विषयमता को दूर करने वाली है।
2. ज्वर, शीत व कफज रोगों में लाभदायक तथा रोग-प्रतिरोधक क्षमता को बढ़ाने वाली है।

3. विभिन्न रोगों से होने वाले दुष्परिणामों से शरीर का बचाव करती है।

सेवनविधि व मात्रा :

1 से 2 गोली दिन में 2 बार जल के साथ भोजन के उपरान्त सेवन करें।

दिव्य उदरामृत वटी

मुख्य घटक :

पुनर्नवा, भूमि आँवला, मकोय, चित्रक, आँवला, बहेड़ा, निशोथ, कुटकी, आम बीज, बिल्व, अजवायन, अतीस कड़वा, घृतकुमारी, मुक्ताशुक्ति भस्म, कसीस भस्म, लौह भस्म, मण्डूर भस्म आदि।

मुख्य गुण-धर्म :

इस वटी के सेवन से पेट दर्द, मन्दाग्नि, अतिसार, विबन्ध, अजीर्णता आदि उदर विकारों तथा पीलिया, रक्ताल्पता व जीर्ण ज्वर आदि यकृत् विकारों में विशेष लाभ होता है।

सेवनविधि व मात्रा :

1-1 या 2-2 गोली प्रातः एवं सायं नाश्ते या खाने के बाद गुनगुने पानी या दूध से लें।

दिव्य कायाकल्प वटी

मुख्य घटक :

बावची, पनवाड़, निम्ब, त्रिफला, खदिर, मंजिष्ठा (मंजीठ), कुटकी, अमृता, चिरायता, चन्दन, देवदारु, हल्दी, दारुहल्दी, उषब, द्रोणपुष्पी, लघु कंटकारी, कालीजीरी, इन्द्रायण मूल, करंज बीज आदि का घनसत् (एक्सट्रैक्ट) आदि।

मुख्य गुण-धर्म :

1. रक्त का शोधन करके सभी प्रकार के चर्म रोगों को दूर करने वाली अचूक औषध है।
2. कील, मुहाँसों को दूर करके चेहरे की झाइयाँ व दाग को भी समाप्त करती है।
3. सभी प्रकार के जीर्ण, पुराने व विकृत दाद, खाज, खुजली, एक्जिमा में तुरन्त लाभ देती है तथा श्वेत कुष्ठ व सोराइसिस में भी पूर्ण लाभप्रद है।

सेवनविधि व मात्रा :

1 से 2 गोली प्रातः खाली पेट और सायं को खाने से एक घण्टा पहले ताजे पानी से लें। दूध या दूध से बने पदार्थ इसके सेवन के एक घण्टा पहले व बाद तक सेवन न करें।

दिव्य गिलोय घन वटी

मुख्य घटक :

गिलोयघन सत् इत्यादि।

मुख्य गुण-धर्म :

1. इसका प्रयोग ज्वर तथा विभिन्न प्रकार के संक्रमित रोगों में किया जाता है।
2. यह मुख्यरूप से वातरक्त, संधिगतवात एवं मूत्रल विकारों (प्रमेह) में बहुत उपयोगी है।
3. इसे रक्तवह संस्थान तथा स्रोतों की शुद्धि के लिए उत्तम औषध माना गया है।
4. यह तीनों दोषों को साम्य अवस्था में रखती है।
5. इसके अन्दर कोशिकाओं का पुनरुद्भव (Re-Generation) करने की क्षमता पायी गयी है।
6. यह औषधि सामान्य दौर्बल्य, ज्वर, डेंगू, चिकनगुनिया, त्वचा एवं मूत्र रोगों में लाभदायक है।

सेवनविधि व मात्रा :

1 से 2 गोली दिन में 2 बार जल के साथ भोजन के उपरान्त सेवन करें।

दिव्य नीम घन वटी

मुख्य घटक : नीमघनसत् इत्यादि।

मुख्य गुण-धर्म :

1. नीम घनवटी रक्तशोधक, जीवाणु-नाशक तथा त्वचा-विकारों में हितकर है।
2. यह शरीर के लिए अमृत तुल्य है।
3. यह रोग-प्रतिरोधक क्षमता को बढ़ाती है।
4. मधुमेह में इसका प्रयोग अत्यन्त लाभकारी होता है।

सेवनविधि व मात्रा :

1 से 2 गोली दिन में 2 बार जल के साथ भोजन के उपरान्त सेवन करें।

दिव्य पीड़ान्तक वटी

मुख्य घटक :

कुचला, नागरमोथा, रास्ना, निर्गुण्डी, पुनर्नवामूल, मेथी, निशोथ, शतावर, हड़जोड़, हल्दी, शुण्ठी, कुटकी, शुद्ध गुग्गुलु, गोदन्तीभस्म, मुक्ताशुक्ति भस्म, योगराजगुग्गुलु,

प्रवाल-पिष्टी, गिलोय, मेथी, अश्वगंधा, शिलाजीत सत्, दशमूल इत्यादि।

मुख्य गुण-धर्म :

1. इसके सेवन से विभिन्न प्रकार की वातज व्याधियों जानूशूल, मासपेशियों में दर्द, वातरक्त समस्त संधि बन्धनों में पीड़ा इत्यादि विकारों में लाभ होता है।
2. यह ज्वरघ्न, जोड़ों के दर्द में आराम देने वाली एवं शोथहर गुणों से युक्त है।
3. इसके सेवन से सभी प्रकार के जोड़ों के दर्द में लाभ होता है। स्नायु सम्बन्धी शूल तथा शोथ इत्यादि रोगों में लाभ होता है।

सेवनविधि व मात्रा :

1 से 2 गोली दिन में 2 बार जल के साथ भोजन के उपरान्त सेवन करें।

दिव्य मधुकल्प वटी

मुख्य घटक :

दिव्य मधुनाशिनी वाले द्रव्यों का बिना घनसत् निकाले सूक्ष्म चूर्ण करके मधुकल्प वटी बनाई गई है।

मुख्य गुण-धर्म व सेवनविधि : मधुनाशिनी की तरह।

दिव्य मधुनाशिनी वटी

मुख्य घटक :

गुडुची, जामुन, कुटकी, निम्ब, चिरायता, गुड़मार, करेला, कुटज, गोक्षुर, कचूर, हल्दी, कालमेघ, बबूल फली, कालीजीरी, अतीस कड़वा, अश्वगन्धा, बिल्व, त्रिफला, वट जटा आदि का घनसत् (एक्सट्रैक्ट), शिलाजीत, मेथी आदि।

मुख्य गुण-धर्म :

1. यह अग्नाशय (पेन्क्रियाज़) को क्रियाशील कर अग्नाशय से इन्सुलिन का सही मात्रा में स्राव कराती है तथा उसके माध्यम से अतिरिक्त ग्लूकोस को ग्लाइक़ोजन में परिवर्तित कराती है।
2. यह कमजोरी व चिड़चिड़ापन दूर करती है तथा मस्तिष्क को ताकत प्रदान कर कार्यक्षमता बढ़ाती है। हाथ-पैरों में आई शून्यता को दूर कर स्नायुतन्त्र को बलिष्ठ बनाती है।
3. यह मधुमेह की वजह से होने वाली थकान, कमजोरी और तनाव जैसी समस्याओं

से निजात दिलाती है।

4. बहुत प्यास लगना, बार-बार मूत्र की इच्छा, वजन घटना, धुंधली दृष्टि, सनसनाहट, थकान, त्वचा, मसूड़ों व मूत्राशय का संक्रमण आदि विकारों से रक्षा करती है।
5. मधुनाशिनी से शरीर की रोग प्रतिरोधक क्षमता में वृद्धि होती है।

सेवनविधि व मात्रा :

2-2 गोली प्रातः नाश्ते व सायंकाल भोजन से एक घण्टा पहले पानी के साथ लें या प्रातः नाश्ता व रात्रि में भोजन के पश्चात् गुनगुने पानी या दूध के साथ सेवन करें। यदि आप शुगर के लिए इन्सुलिन या एलोपैथिक औषध लेते हैं तो मधुनाशिनी प्रारम्भ करने के दो सप्ताह बाद शुगर परीक्षण कर लें, जैसे-जैसे शुगर का स्तर सामान्य आता जाए वैसे-वैसे अंग्रेजी औषध को धीरे-धीरे कम कर दें। मधुनाशिनी की मात्रा भी जैसे-जैसे शुगर कम होती जाए, वैसे-वैसे कम करते जाएँ।

दिव्य मुक्तावटी

मुख्य घटक :

हिमालय की पवित्र जड़ी-बूटियाँ जैसे-ब्राह्मी, शंखपुष्पी, उस्तेखद्दूस, अर्जुन, पुष्करमूल, जटामांसी, सर्पगन्धा, ज्योतिष्मती, वचा, अश्वगन्धा आदि वनौषधियों एवं मुक्ता पिष्टी आदि सौम्य द्रव्यों से निर्मित दिव्य औषध है।

मुख्य गुण-धर्म :

1. मुक्तावटी पूर्णरूप से दुष्प्रभावरहित है।
2. उच्च रक्तचाप चाहे गुर्दों के विकार या हृदयरोग के कारण से हो अथवा कोलेस्ट्रॉल, चिन्ता, तनाव या वंशानुगत आदि किसी भी अन्य कारण से हो तथा बी.पी.के साथ यदि अनिद्रा, घबराहट, छाती व सिर में दर्द भी हो तो मात्र इस एक ही औषध के प्रयोग से इन सब समस्याओं से छुटकारा मिल जाता है।
3. यदि उच्च रक्तचाप के कारण अनिद्रा, बेचैनी हो तो उसके लिए अलग से औषधि लेने की आवश्यकता नहीं है। जिन्हें नींद पूरी आती हो, उनकी नींद नहीं बढ़ेगी।
4. किसी भी प्रकार की कोई भी एलोपैथिक आदि अन्य औषध सेवन कर रहे हों तो 'मुक्तावटी' सेवन प्रारम्भ करने के बाद उसे आप तुरन्त बन्द कर सकते हैं। यदि आप बहुत लम्बे समय से अन्य औषध सेवन कर रहे हों या भयग्रस्त हों तो दूसरी औषध की मात्रा धीरे-धीरे कम करते हुए बन्द कर दें।
5. यदि किसी एलोपैथिक आदि औषध को लेने पर भी आपका रक्तचाप सामान्य न हो

पाता हो तथा साथ ही नींद न आना या घबराहट रहती हो तो भी मुक्तावटी से तुरन्त लाभ मिलेगा।

6. एलोपैथिक औषध आपको रक्तचाप से केवल राहत दिला सकती हैं; रोग को समूल नष्ट नहीं कर सकती। जबकि 'मुक्तावटी' लगभग एक-डेढ़ वर्ष में ही उच्च रक्त. चाप को सदा के लिए सामान्य कर देती है एवं सभी औषधियाँ छूट जाती हैं। यदि अपवाद स्वरूप किसी को हमारी औषध लम्बे समय तक भी खानी पड़े तो इसका कोई दुष्प्रभाव नहीं होता।

सेवनविधि व मात्रा :

एलोपैथिक औषध लेते हुए भी रक्तचाप 160-100 या इससे अधिक होने पर दो-दो गोली प्रात: नाश्ते से पहले दोपहर को भोजन से पहले और सायं को खाने से एक घण्टा पहले दिन में तीन बार ताजे पानी से लें। गोली चबा कर ऊपर से पानी पीना अधिक लाभप्रद है। जब रक्तचाप सामान्य होने लगे तो धीरे-धीरे एलोपैथिक औषध को बन्द करके मुक्तावटी की दो-दो गोली दो बार लेते रहें। यदि एलोपैथिक औषधि का सेवन करते हुए रक्तचाप 140-90 रहता हो तब मुक्तावटी की दो-दो गोली प्रातः-सायं प्रारम्भ कर दें। रक्तचाप सामान्य होने पर एलोपैथिक औषध बन्द कर दें।

विशेष :

यदि आप बी.पी. के लिए एलोपैथिक औषध को ले रहे हों तो आप मुक्तावटी प्रारम्भ करने के बाद बी.पी. मापते रहें, जब बिना अंग्रेजी औषध के ही बी.पी. सामान्य हो जाय तो अंग्रेजी औषध को बन्द कर दें। यदि आप लम्बे समय से अंग्रेजी औषध को ले रहे हों तो उसकी मात्रा धीरे-धीरे कम करते हुए बन्द कर दें। मुक्तावटी भी दो-दो गोली कुछ समय खाने के बाद लेते रहें। रक्तचाप जब सामान्य रहने लगे तो मुक्तावटी पहले दो-दो, फिर एक-एक गोली कुछ समय लेने के बाद, केवल प्रात: एक गोली खाने मात्र से बी.पी. नियन्त्रित रहने लगेगा। कुछ समय के बाद एक गोली खाने से भी जब बी.पी. 120-80 से भी कम होने लगे तब सप्ताह में दो बार एक-एक गोली लें। फिर सात दिन में, और फिर इस मुक्तावटी को बन्द कर देंगे, तब भी आपका बी.पी. बढ़ेगा नहीं अर्थात् आप पूर्ण स्वस्थ हो जाएंगे।

पथ्य-अपथ्य (खान-पान) :

हल्का व सुपाच्य भोजन लें। प्रात: काल उठकर दो से चार गिलास पानी पिएं। नमक कम मात्र में लें।

दिव्य मेधावटी

मुख्य घटक :

ब्राह्मी, शंखपुष्पी, वचा, ज्योतिष्मती, अश्वगन्धा, जटामांसी, उस्तेखद्दूस, पुष्करमूल आदि का घनसत् (एक्सट्रेक्ट) तथा प्रवाल पिष्टी, मुक्ता पिष्टी, व चाँदी भस्म आदि।

मुख्य गुण-धर्म :

1. यह वटी स्मरणशक्ति की कमजोरी, सिरदर्द, निद्राल्पता, स्वभाव का चिड़चिड़ापन, दौरे (एपिलेप्सी) आदि में लाभप्रद है।
2. स्वप्न अधिक आना व निरन्तर नकारात्मक विचारों के कारण अवसाद (डिप्रेशन), घबराहट आदि इसके सेवन से दूर होता है तथा आत्मविश्वास व उत्साह बढ़ता है।
3. विद्यार्थियों तथा मानसिक कार्य करने वालों के लिए यह अत्यन्त हितकारी, प्रतिदिन सेवन करने योग्य, बुद्धि व स्मृतिवर्धक उत्तम टॉनिक है।
4. वृद्धावस्था में स्मृतिभ्रंश होना अर्थात् स्मरण शक्ति का अभाव व किसी भी पदार्थ आदि को सहसा ही भूल जाना आदि में भी यह एक सफल व निरापद औषध है।

सेवनविधि व मात्रा :

1 से 2 गोली प्रातः खाली पेट दूध से या नाश्ते के बाद पानी से और सायंकाल खाना खाने के बाद पानी या दूध से सेवन करें।

दिव्य मेदोहर वटी

मुख्य घटक :

शुद्ध गुग्गुलु, शिलाजीत सत् तथा हरड़, बहेड़ा, आँवला, कुटकी, पुनर्नवामूल, निशोथ, वायविडंग आदि का घनसत्।

मुख्य गुण-धर्म :

1. यह पाचन तन्त्र में आई विकृति को दूर कर शरीर के अतिरिक्त बढ़े हुए मेद (फैट) को कम करके शरीर को सुन्दर, सुडौल, कान्तिमय व स्फूर्तिमय बनाती है।
2. यह थायरायड की विकृति, सन्धिवात, जोड़ों का दर्द, कमरदर्द, घुटनों के दर्द में भी विशेष लाभप्रद है।
3. यह शरीर के मेद का पाचन करके हड्डी, मज्जा व शुक्रादि धातुओं को पुष्ट करती है अर्थात् मेद को रूपान्तरित करके शरीर को गठीला बनाती है। इसके सेवन से शरीर पर कोई भी दुष्प्रभाव नहीं होता।

सेवनविधि व मात्रा :

1-1 या 2-2 गोली शरीर के वजन के अनुसार दिन में दो या तीन बार खाने से आधा घण्टा पहले या भोजन के एक घण्टे बाद गुनगुने पानी से सेवन करें। मीठा व घी बन्द करके प्रातः उठकर तथा दिन में भी गुनगुने पानी का अधिक मात्रा में उपयोग करें। तली हुई व मैदे की चीजें तथा मेद को बढ़ाने वाले पदार्थों का सेवन न करें।

दिव्य यौवनामृत वटी

मुख्य घटक :

जावित्री, जायफल, केशर, सफेद मूसली, स्वर्ण भस्म, कौंच के बीज, अकरकरा, बलाबीज, शतावर, मकरध्वज आदि।

मुख्य गुण-धर्म :

1. ढ़लती आयु या थके कमजोर शरीर वालों के लिए यह अत्यन्त बलवर्धक और पुष्टिकारक है।
2. यह वटी दिल और दिमाग को शक्ति देने वाली, शुक्राणु अल्पता तथा शरीर में स्फूर्ति बढ़ाने वाली और वाजीकारक है।
3. नशीली वस्तु का सेवन किए बिना शुक्राणुवर्धक, अत्यन्त बलवर्धक, पुष्टिकारक, वाजीकरण, ओज, तेज, कान्तिवर्धक, नपुंसकता नाशक व शक्ति देने वाली सर्वोत्तम औषध है।

सेवनविधि तथा मात्रा :

1 या 2 गोली प्रातः नाश्ते व सायं खाने के बाद दूध के साथ सेवन करें।

दिव्य वृक्कदोषहर वटी

मुख्य घटक :

ढाकफूल, पित्तपापड़ा, पुनर्नवामूल, पाषाणभेद, वरुण छाल, कुलथी, अपामार्ग, कासनी, पीपल छाल, नीम छाल, मकोयदाना, गोखरू दाना, अमलतास गूदा, बलामूल आदि।

मुख्य गुण-धर्म :

1. इसका सेवन वृक्कदोष, शोथ, मूत्राश्मरी आदि में लाभदायक होता है।
2. वृक्क निष्क्रियता (Chronic Renal failure) में इसका सेवन करने से विशेष लाभ मिलता है।

सेवनविधि व मात्रा :

आवश्यकतानुसार एक से दो गोली दिन में दो बार वृक्कदोषहर क्वाथ से लेने से विशेष लाभ मिलता है।

नोट : इसका सेवन चिकित्सक के परामर्शानुसार करना उचित रहेगा।

दिव्य शिलाजीत रसायन वटी

मुख्य घटक :

शिलाजीत, अश्वगन्धा, भूमि आँवला, त्रिफला आदि।

मुख्य गुण-धर्म :

1. इस वटी का प्रभाव वातवाहिनी नाड़ी तथा वृक्क (मूत्र-पिण्ड) एवं वीर्यवाहिनी शिराओं पर विशेष होता है।
2. यह वातसायंक, बलवर्धक, वीर्यवर्धक है। इसके सेवन से स्वप्नदोष, प्रमेह, श्वेतप्रदर आदि में विशेष लाभ होता है।

सेवनविधि व मात्रा :

2-2 गोली दूध अथवा गुनगुने जल के साथ भोजनोपरान्त लें।

दिव्य स्त्रीरसायन वटी

मुख्य घटक :

पुत्रजीवक, श्वेतचन्दन, कमल, दारुहल्दी, वंशलोचन, प्रवालपिष्टी, शिलाजीत, शतावर, शिवलिंगी बीज, पारस पीपल, मुलेठी, त्रिफला, अम्बरधान, बीजबन्द (बला बीज), आँवला, अशोक, नागकेशर, अश्वगंधा, देवदारु, शुद्ध गुग्गुलु आदि।

मुख्य गुण-धर्म :

1. सम्पूर्ण स्त्री रोगों जैसे श्वेतप्रदर, रक्तप्रदर, मासिकधर्म की अनियमितता या कटि-पेडू की पीड़ा आदि में विशेष लाभप्रद है।
2. अतिमासिकस्राव में विशेष उपयोगी है। कुछ समय सेवन करने से समस्त स्त्रीरोग दूर हो जाते हैं।
3. चेहरे पर झुर्रियाँ पड़ना, आँखों के नीचे कालिमा, हर समय शरीर में थकान व आलस्य जैसे विकारों को दूर करने में स्त्रीरसायन वटी अत्यधिक सहायक है।

सेवनविधि व मात्रा :

1 से 2 गोली दिन में दो से तीन बार खाने के बाद दूध या पानी से लें।

दिव्य हृदयामृत वटी

मुख्य घटक :

अर्जुन छाल, अमृता, अश्वगन्धा, रास्ना, निर्गुण्डी, पुनर्नवा, चित्रक, नागरमोथा आदि का घनसत् (एक्सट्रैक्ट), हीरक भस्म, अकीक पिष्टी, संगेयशव पिष्टी, मुक्ता पिष्टी,

चाँदी भस्म, शिलाजीत सत् व शुद्ध गुग्गुलु आदि।

मुख्य गुण-धर्म :

1. इसके सेवन से हृदय को ताकत मिलती है। इससे हृदय की धमनियों के अवरोध (ब्लॉकेज) दूर होते हैं। बढ़े हुए कोलेस्ट्रॉल का नियमन होता है।
2. बार-बार उठने वाले हृदय शूल (एन्जाइना) में भी यह तुरन्त प्रभावकारी है।
3. हृदय की कोशिकाओं को क्रियाशील बना देती है। बेचैनी, घबराहट को दूर कर हृदय की कार्यक्षमता बढ़ाती है।
4. यह हृदय के अन्दर आई हुई अवरुद्धता (ब्लॉकेज) को दूर करके हृदय को स्वस्थ रखने में अत्यन्त सहयोगी है।
5. यदि आप हृदय का ऑपरेशन करा चुके हैं तो भी हृदय को स्वस्थ बनाए रखने के लिए आप दिव्य हृदयामृत वटी का सेवन कर सकते हैं।

मात्रा व अनुपान :

1 से 2 गोली प्रातः व सायं दूध या गुनगुने पानी अथवा अर्जुन छाल के क्वाथ के साथ लें। अर्जुन छाल 2 से 3 ग्राम लेकर उसको एक कप दूध व एक कप पानी में पकाएं और जब एक कप शेष रह जाय तब छानकर पीना या अर्जुन क्वाथ (काढ़ा) पानी में पकाकर पिया जा सकता है। यदि आप हृदय के लिए एलोपैथिक औषध प्रयोग कर रहे हैं तो जैसे-जैसे हृदयामृत के सेवन से आपका हृदय स्वस्थ होता जाए वैसे-वैसे अंग्रेजी औषधियों को डॉक्टर के परामर्श से कम कर दें।

दिव्य अश्वगंधा कैप्सूल

मुख्य घटक :

अश्वगंधा घनसत् इत्यादि।

मुख्य गुण-धर्म :

1. इसके सेवन से शारीरिक दुर्बलता, मानसिक तनाव, अनिद्रा आदि रोगो में लाभ होता है।
2. यह मस्तिष्क तथा हृदय को बल प्रदान करता है।
3. यह स्नायु दौर्बल्य तथा वात विकारों को दूर करने वाली श्रेष्ठ औषधि है।

सेवनविधि व मात्रा :

1 से 2 कैप्सूल प्रतिदिन प्रातः-सायं नाश्ते या खाने के बाद दूध या जल के साथ सेवन करें।

दिव्य अश्वशिला कैप्सूल

मुख्य घटक :

अश्वगंधा घनसत्, शिलाजीत सत् इत्यादि।

मुख्य गुण-धर्म :

1. यह थकान, तनाव, यौन दौर्बल्य, अस्थमा, जोड़ों का दर्द, मधुमेह जन्य दौर्बल्य, धातु रोग, मूत्र-विकार तथा शारीरिक दौर्बल्य में लाभप्रद है।
2. यह यौन विकारों को दूर करने की निरापद व प्रभावशाली औषधि है।
3. इसमें उपस्थित अश्वगन्धा तनाव व थकान को दूर करता है तथा शिलाजीत शुक्रधातु का पोषण कर मधुमेह तथा यौन दौर्बल्य को दूर कर जीवनीय शक्ति का संचार करता है।
4. यह रोग-प्रतिरोधक क्षमता को बढ़ाता है।

सेवनविधि व मात्रा :

1 से 2 कैप्सूल दिन में 2 बार दूध के साथ भोजन के उपरान्त सेवन करें।

दिव्य शिलाजीत कैप्सूल

मुख्य घटक :

शिलाजीत सत् इत्यादि।

मुख्य गुण-धर्म :

1. इसका सेवन क्लैब्य (नंपुसकता), स्नायु-विकारों एवं रक्तमेह (यदि शुगर का स्तर बढ़ा हो तो) में अति लाभकारी होता है।
2. यह मूत्र-विकारों में लाभकारी है।
3. जिनको उच्च रक्तचाप की समस्या हो तो उन्हे इसे कम मात्रा में या चिकित्सक के परामर्शानुसार सेवन करना चाहिए।
4. यह मासपेशियों को ताकत प्रदान करता है।
5. यह यौन-दुर्बलता, वातज-विकारों, कफज-विकारों, धातुरोगों तथा मूत्र-विकारों में लाभप्रद व जीवनीय-शक्ति को बढ़ाने वाला है।

सेवनविधि व मात्रा :

1 से 2 कैप्सूल दिन में 2 बार दूध के साथ भोजन के उपरान्त सेवन करें।

दिव्य अश्मरीहर क्वाथ

मुख्य घटक :

पाषाणभेद, वरुण, पुनर्नवा, गोक्षुर।

मुख्य गुण-धर्म :

दिव्य अश्मरीहर क्वाथ आयुर्वेद में वर्णित मूत्रल एवं अश्मरी भेदन वनस्पतियों से निर्मित है। इसका सेवन मुख्य रूप से वृक्काश्मरी में अति लाभदायक है। अश्मरीहर क्वाथ का प्रयोग पित्ताश्मरी में भी किया जाता है। इसके अतिरिक्त समस्त मूत्र-विकारों जैसे मूत्रकृच्छ्र, मूत्रदाह आदि में भी इसका सेवन लाभकारी है।

सेवनविधि व मात्रा :

एक चम्मच या 5 ग्राम क्वाथ को लेकर 400 मिली पानी में पकाएं। जब एक चौथाई शेष रह जाय तब छानकर ठण्डा करके प्रातः सायं खाली पेट लें।

दिव्य कायाकल्प क्वाथ

मुख्य घटक :

बावची बीज, पनवाड़, हल्दी, दारुहल्दी, खैर छाल, करंज बीज, नीम छाल, मंजीठ, गिलोय, चिरायता, कुटकी, चन्दन, देवदारु, उषब, द्रोणपुष्पी आदि।

मुख्य गुण-धर्म :

1. इस क्वाथ का सेवन सब प्रकार के चर्मरोग, एग्ज़िमा, कुष्ठ, श्लीपद आदि रोगों में अत्यन्त लाभकारी है।
2. इससे पेट भी साफ होता है। मोटापा कम करने में भी यह सहयोग करता है।
3. चर्मरोग के लिए कायाकल्प वटी और मोटापे के लिए मेदोहर वटी के साथ इसका सेवन करें।

सेवनविधि :

5 से 10 ग्राम क्वाथ को लगभग 400 मिली पानी में पकाकर जब लगभग 100 मिली शेष रह जाय तब छानकर प्रातः खाली पेट व रात्रि को भोजन से लगभग 1 घण्टा पहले पिएं। इसका स्वाद कड़वा है। यदि आपको मधुमेह नहीं है तो शहद या मिश्री मिलाकर भी पी सकते हैं। यदि काढ़ा अधिक मात्रा में न पीया जाय, तो ज्यादा उबालें और कम जल शेष रहने पर छानकर पीयें।

नोट : क्वाथ को पकाने से पहले लगभग 8-10 घण्टे भिगोकर रखना अधिक गुणकारी होता है।

दिव्य पीड़ान्तक क्वाथ

मुख्य घटक :

पिप्पली मूल, निर्गुण्डी, अश्वगन्धा, रास्ना, नागरमोथा, एरण्डमूल, सोंठ, अजवायन, नागकेशर, गजपीपल, पारिजात आदि वातसायंक औषधियाँ।

मुख्य गुण-धर्म :

जोड़ों का दर्द, गृध्रसी (सियाटिका), गठिया आदि सभी प्रकार की वेदनाओं व शोथ में लाभप्रद है।

प्रयोग-विधि एवं मात्रा :

5 से 10 ग्राम क्वाथ को लगभग 400 मिली पानी में पकाएँ। जब लगभग 100 मिली शेष रह जाय तब छानकर प्रात: खाली पेट व रात को सोते समय पिएं। किसी भी वातसायंक औषध को काढ़े के साथ सेवन करने से शीघ्र लाभ होता है। अतिशोथ व पीड़ा के लिए क्वाथ स्नान व सिकाई से भी विशेष लाभ होता है।

क्वाथ स्नान-विधि :

1. रोगानुसार दिये गये क्वाथ से यदि वाष्प (भाप) लेनी हो तो निर्दिष्ट औषध को 1-1.5 लीटर पानी में प्रेशर कुकर में डालकर पकाएँ। जब सीटी से वाष्प निकलने लगे, तब सीटी को हटाकर उसके स्थान पर गैस वाला रबड़ का पाइप लगा दें तथा पाइप के दूसरे सिरे से निकलती हुई वाष्प से रोगयुक्त स्थान पर वाष्प दें। पाईप के जिस सिरे से वाष्प निकलती है वहाँ कपड़ा लगाकर रखें, अन्यथा गुनगुने जल के छींटे शरीर को जला सकते हैं। उचित समय तक वाष्प लेने के बाद शेष बचे गुनगुने जल से पीड़ायुक्त स्थान पर सिकाई करें।
2. यदि वाष्प न लेना हो तो औषध को आवश्यकतानुसार 3-4 लीटर पानी में पकाएँ। जब उबलते हुए लगभग आधा पानी शेष रह जाए तो गुनगुने जल को कपड़े आदि के माध्यम से लेकर रोगयुक्त स्थान की सिकाई करें।

दिव्य मेधा क्वाथ

मुख्य घटक :

ब्राह्मी, शंखपुष्पी, अश्वगन्धा, जटामांसी, उस्तेखद्दूस, मालकांगनी, सौंफ, गाजवा (गोजिह्वा) आदि।

मुख्य गुण-धर्म :

जीर्ण शिर:शूल, माईग्रेन (अर्धावभेदक), निद्राल्पता, अवसाद (डिप्रेशन) में अत्यन्त लाभप्रद है। इसके सेवन से घबराहट दूर होती है तथा यह स्मृतिवर्धक है।

सेवनविधि व मात्रा :

इसका काढ़ा बनाकर प्रात: व सायं पिएं। साथ में मेधावटी का सेवन करने से शीघ्र लाभ मिलता है।

दिव्य वृक्कदोषहर क्वाथ

मुख्य घटक :

पाषाणभेद, गोखरू, पुनर्नवामूल, कुलथी, वरुणछाल आदि।

मुख्य गुण-धर्म :

1. इसका सेवन हमारे उत्सर्जन तन्त्र को विशेष रूप से प्रभावित करता है। यह मूत्रल, शीतल व शोथहर है।
2. इसके सेवन से गुर्दे की पथरी तथा मूत्राशय की पथरी टूट-टूटकर निकल जाती है। जिनको बार-बार पथरी बनने की शिकायत हो, इसका सेवन करने पर निश्चित रूप से पथरी बननी बन्द हो जाती है। इससे गुर्दे के अन्दर का इन्फैक्शन व अन्य विकार दूर होते हैं। पित्ताशय की पथरी में भी यह लाभप्रद है।

सेवनविधि व मात्रा :

दो चम्मच (लगभग 10 ग्राम) की मात्रा में क्वाथ लेकर उसे डेढ़ गिलास (आधा लीटर) पानी में पकाएँ तथा 1/4 भाग शेष बचने पर छानकर प्रात: खाली पेट तथा दोपहर के भोजन के 5-6 घण्टे बाद खाली पेट लें। इसके साथ अश्मरीहर रस के सेवन से विशेष लाभ होगा।

दिव्य सर्वकल्प क्वाथ

मुख्य घटक :

पुनर्नवा, भूमिआँवला, अमलतास, मकोय आदि।

मुख्य गुण-धर्म :

1. इस क्वाथ के सेवन का प्रभाव हमारे यकृत् को सबल बनाता है। जिससे यकृत् अपना कार्य सुचारु रूप से करने लगता है।
2. आजकल के दूषित खाने तथा दूषित पेयों (कोल्ड ड्रिंक्स, चाय, कॉफी) आदि के माध्यम से शरीर के अन्दर ज़हरीले रसायन एकत्र होकर यकृत् की क्रियाशीलता को कम या नष्ट कर देते हैं। फलत: शरीर बीमारियों का घर हो जाता है और पीलिया

उसकी अत्यन्त जटिल स्थिति Hepatitis B तथा C जैसी असाध्य अवस्था में पहुँच जाता है। सर्वकल्प क्वाथ यकृत् से सम्बन्धित उपरोक्त Hepatitis B तथा C जैसी जीर्ण अवस्थाओं से बचाकर यकृत् को क्रियाशील बनाता है।

3. इसके सेवन से पीलिया (पाण्डु), यकृत् की वृद्धि, सूजन, मूत्राल्पता, सर्वाङ्ग-शोथ तथा पेट व पेड़ू में दर्द होना, भोजन का पाचन न होना, भूख न लगना आदि समस्त विकार दूर होते हैं।

सेवनविधि व मात्रा :

1 चम्मच (लगभग 5 ग्राम) क्वाथ को एक गिलास पानी (लगभग 300 मिली) में पकाकर 100 मिली जल बचने पर छानकर खाली पेट पिएं। इसी प्रकार सायंकाल खाने से एक घण्टा पहले या रात्रि को सोते समय लें। यदि पेट साफ नहीं होता हो तो पकाते समय उसमें 8-10 मुनक्का भी डाल लें।

दिव्य कायाकल्प तैल

मुख्य घटक :

बावची बीज, पनवाड़ बीज, दारुहल्दी, हल्दी, करंज बीज, निम्ब छाल, हरड़, बहेड़ा, आंवला, मंजिष्ठा, अमृता, चिरायता, कुटकी, श्वेतचन्दन, देवदारु, कालीजीरी, द्रोणपुष्पी, कंटकारी, उषब, रीठा, गोमूत्र, तिल तैल आदि।

मुख्य गुण-धर्म :

1. यह तैल दाद, खाज, खुजली, चमला (एग्ज़ीमा), श्वेत कुष्ठ, सोराइसिस, शीतपित्त, चकत्ते, स्किन एलर्जी, सन बर्निंग आदि समस्त चर्मरोगों में तुरन्त लाभ देता है।
2. हाथ पैरों का फटना, जलने, कटने व घाव आदि पर भी लगाने से सद्यः प्रभावकारी, यह कायाकल्प तैल प्रत्येक घर में सदैव रखने योग्य दिव्य औषध है।

उपयोग-विधि :

रोगग्रस्त स्थान पर दिन में 2-3 बार लगाएँ।

दिव्य केश तैल

मुख्य घटक :

भृंगराज, ब्राह्मी, आँवला, श्वेत चन्दन, दारुहल्दी, कमल, अनन्तमूल, केतकी, जटामाँसी, नील, रतनजोत, श्वेत रत्ती, प्रियंगु, लोध्र, नागकेशर, नागरमोथा, बला, तिल तैल आदि।

मुख्य गुण-धर्म :

1. यह बालों के लिए अमृत समान है। यह तेल असमय बालों का सफेद होना, झड़ना, रूसी, गंजापन आदि को रोकता है। इसको लगाने से बाल स्वस्थ व घने होते हैं।
2. अनेक दिव्य जड़ी-बूटियों के मिश्रण से बना हुआ यह तैल आँखों को शक्ति तथा दिमाग को शीतलता व ताकत देता है। सिर दर्द व सब प्रकार के शिरो विकारों में लाभ प्रदान करता है।

उपयोग-विधि :

इस तेल को बालों की जड़ों में लगाकर अच्छी तरह मालिश करें।

दिव्य पीड़ान्तक तैल

मुख्य घटक :

वत्सनाभ, मधुयष्टि, पिप्पलीमूल, सैंधा नमक, वच, गजपीपल, जटामांसी, नागकेशर, हल्दी, दारुहल्दी, तेजपात, भृंगराज, मंजीठ, पलाशमूल, पुष्करमूल, सुगंधबाला, शतावर, सोंठ, सोयाबीन, चित्रकमूल, सौंफ, एरण्डमूल, अर्कमूल, धतूरा, अजवायन, कुपीलु, मालकांगनी, गन्धप्रसारणी, रास्ना, निर्गुण्डी, लहसुन, गोदुग्ध, दही, गोमूत्र, दशमूल, जीवक, मेदा, वृद्धि, काकोली, क्षीरकाकोली, तिल तैल आदि।

मुख्य गुण-धर्म :

जोड़ों का दर्द, कमरदर्द, घुटनों का दर्द, सर्वाइकल स्पोंडलाइटिस, स्लिपडिस्क आदि सभी प्रकार की वेदना व शोथ में लाभप्रद है।

उपयोग विधि :

पीड़ायुक्त स्थान पर धीरे-धीरे मालिश करें। यह तैल केवल बाह्य प्रयोगार्थ ही **(For External Use Only)** है। मालिश सदा हृदय की ओर उचित बल का प्रयोग करते हुए धीरे-धीरे करनी चाहिए।

दिव्य उदरकल्प चूर्ण

मुख्य घटक :

मुलेठी, सौंफ, सनाय, रेवंदचीनी, गुलाब फूल, छोटी हरड़, मिश्री आदि।

मुख्य गुण-धर्म :

यह पित्तसायंक, मृदुविरेचक और सौम्य औषध है। इस चूर्ण के सेवन से पेट साफ होकर कब्ज दूर होता है। इसके सेवन से आँतों में किसी प्रकार की जलन या विकार उत्पन्न नहीं होते। यह जठराग्नि को प्रदीप्त कर आँव का पाचन करता है।

सेवनविधि व मात्रा :

2 से 4 ग्राम तक रात्रि को सोते समय गुनगुने जल या गुनगुने दूध के साथ लें। इसमें मिश्री है। अतः मधुमेह के रोगी सेवन न करें। यह मृदु होने से बच्चों के लिए भी हानिरहित विरेचक है।

दिव्य गैसहर चूर्ण

मुख्य घटक :

अजवायन, काली मिर्च, नींबू सत्, जीरा, कालानमक, छोटी हरड़, शुद्ध हींग आदि।

मुख्य गुण-धर्म :

1. इस चूर्ण के सेवन से भोजन का पाचन होता है तथा अम्लपित्त आदि रोगों में लाभ होता है।
2. भोजन के पश्चात् पेट भारी होना, अफारा होना, दर्द, भोजन में अरुचि आदि रोगों में तुरन्त लाभ प्रदान करता है।

सेवनविधि तथा मात्रा :

भोजनोपरान्त आधा चम्मच गुनगुने जल से सेवन करें। पेट में दर्द, अफारा, बेचैनी आदि की अवस्था में किसी भी समय आधा चम्मच गुनगुने पानी से लें।

दिव्य चूर्ण

मुख्य घटक :

गुलाब फूल, सोंठ, सैंधा नमक, सनाय पत्ती, छोटी हरड़, कालादाना, सौंफ आदि।

मुख्य गुण-धर्म :

1. यह चूर्ण कब्ज को दूर करता है तथा आँतों में जमे मल को साफ कर बाहर निकालता है। आँतों को क्रियाशील बनाता है, जिससे आँतों के अन्दर की परत मल को पुनः जमने नहीं देती।
2. यह चूर्ण उदरशूल, आध्मान, अरुचि आदि विकारों में लाभप्रद है।

सेवनविधि तथा मात्रा :

1 चम्मच या आवश्यकतानुसार रात को सोते समय गुनगुने पानी से लें।

दिव्य वातारि चूर्ण

मुख्य घटक :

सोंठ, अश्वगन्धा, सुरंजान मीठी, कुटकी, मेथी आदि।

मुख्य गुण-धर्म :

1. इस चूर्ण के सेवन से सब प्रकार के वातरोग, आमवात, संधिशूल, सर्वाङ्ग वेदना आदि विकारों में लाभ होता है।
2. यह शूलनाशक तथा प्रकुपित वायु का शमन कर आमवात, गृध्रसी, पीठ व कमर दर्द आदि को दूर करता है।

सेवनविधि व मात्रा :

2 से 4 ग्राम तक गुनगुने जल या दूध के साथ दोपहर-सायं के भोजन के बाद दो बार सेवन करें।

दिव्य अश्मरीहर रस

मुख्य घटक :

यवक्षार, मूलीक्षार, श्वेत पर्पटी, हजरलयहूद आदि।

मुख्य गुण-धर्म :

1. यह रस (पाउडर) मूत्रल है। इसके सेवन से जमा हुआ कैल्शियम घुलकर शरीर के बाहर निकल आता है, जिससे उसके कारण उत्पन्न वेदनाओं से मुक्ति मिलती है। यह गुर्दे की शोथ व पीड़ा को भी दूर करता है। जिनको बार-बार पथरी बनने की शिकायत होती है, कुछ समय तक इसके सेवन से हमेशा के लिए पथरी बननी बन्द हो जाती है।
2. इस औषध के सेवन से मूत्रदाह का शमन होता है तथा शरीर में एकत्र विजातीय तत्व (टॉक्सिन्स) शरीर से बाहर निकल जाते हैं।

सेवनविधि व मात्रा :

1 से 2 ग्राम अश्मरीहर रस प्रातः खाली पेट तथा दोपहर खाने के 5-6 घण्टे बाद अश्मरीहर क्वाथ से लें। इस अश्मरीहर रस को काढ़े के बिना भी सामान्य जल के साथ लिया जा सकता है।

दिव्य पीड़ान्तक वटी

मुख्य घटक :

अजवायन, निर्गुण्डी, सुरंजन मीठी, अश्वगन्धा, रास्ना, मोथा, महावातविध्वंसन रस, प्रवाल पिष्टी, शिलाजीत, मुक्ता पिष्टी, शुद्ध कुपीलु, हीरक भस्म, दशमूल, गिलोय, योगराज गुग्गुलु, मण्डूर भस्म, स्वर्णमाक्षिक भस्म आदि।

मुख्य गुण-धर्म :

जोडों का दर्द, गठिया, कमरदर्द, सर्वाइकल स्पोण्डिलाइटिस, सियाटिका आदि में अत्यन्त लाभप्रद है। यह समस्त शारीरिक पीड़ाओं में शीघ्र तथा स्थाई लाभ देता है।

सेवनविधि व मात्रा :

1-1 या 2-2 गोली दो बार दूध या गुनगुने जल के साथ भोजनोपरान्त लें।

दिव्य श्वासारि रस

मुख्य घटक :

प्रवाल पिष्टी, अभ्रक भस्म, मुक्ताशुक्ति भस्म, टंकण भस्म, स्फटिका भस्म, गोदन्ती भस्म, कपर्दक भस्म, अकरकरा मूल, लवंग, दालचीनी, त्रिकटु चूर्ण, काकड़ासिंगी, मधुयष्टि, रुदन्ती फल आदि।

मुख्य गुण-धर्म :

1. श्वासारि रस का सेवन करने से फेफड़ों के ऊतकों में अधिक क्रियाशीलता आती है। श्वसननलिका-शोथ तथा फुफ्फुस-शोथ दूर होता है, जिससे अधिक मात्रा में ऑक्सीजन फेफड़ों को मिलती है और ब्रोन्काइटिस जैसी समस्याओं से छुटकारा मिलता है।
2. इसके सेवन से फेफड़ों में जमा हुआ कफ सरलता से बाहर निकल जाता है।
3. इसके सेवन से फेफड़ों की रोग प्रतिरोधक क्षमता का विकास होता है तथा कफ, नजला, जुकाम, दमा, बार-बार छींकें आना, सिर में भारीपन, साइनस आदि रोगों में विशेष लाभ होता है। यह फेफड़ों को पोषण देने वाला एक उत्तम टॉनिक है।

सेवनविधि व मात्रा :

500 मिग्रा से 1 ग्राम तक दिन में 2 या तीन बार भोजन से पहले शहद से या गुनगुने पानी से लें। इसको भोजन के बाद भी लिया जा सकता है। यदि श्वास की तीव्रता अधिक हो तो 50 ग्राम श्वासारि रस में अभ्रक भस्म 10 ग्राम, प्रवालपिष्टी 10 ग्राम मिलाकर सबकी 60 पुड़िया बनाकर 1-1 पुड़िया दिन में 2 या 3 बार शहद के साथ सेवन करें।

आँवला रस

बालों का असमय सफेद होना, ग्रोथ कम होना, झड़ना व गंजापन आदि समस्त केश रोगों के लिए साथ ही आँखों का चश्मा हटाने व समस्त नेत्र रोगों के लिए यह रस सर्वोत्तम है। इसके नित्य प्रयोग से पाचनतन्त्र, श्वसनतन्त्र, उत्सर्जनतन्त्र एवं प्रजननतन्त्र संतुलित एवं

स्वस्थ होता है। वयावस्था-जन्य विकारों से शरीर की रक्षा करता है। आँवला रस उत्तम रसायन तथा वृष्य (वीर्यवर्धक) है। इसका प्रयोग स्वस्थ पुरुष के स्वास्थ्य को बनाये रखने तथा रोगी के रोग के निवारण हेतु किया जाता है। आयुर्वेद में आँवला फल को अमृत तुल्य कहा गया है। आँवला रस वय:स्थापक है। अत: मानव शरीर को रोगों से मुक्त रखता है। आँवला शीतवीर्य होने से पित्त के विकारों में शीघ्र ही लाभ पहुँचाता है। यह तीनों (वात, पित्त, कफ) दोषों को सम करके रोगों का निवारण करता है। इसके लागातार सेवन करते रहने से चेहरे की कान्ति तथा वर्ण की वृद्धि होती है।

सेवनविधि व मात्रा :

प्रात: उठते ही 25 से 50 मिली रस गुनगुने या सामान्य जल में मिलाकर सेवन करें। आँवला या एलोवेरा रस को एक साथ मिलाकर सेवन करने से गैस आदि रोगों में विशेष लाभ होता है। आँवला रस सायं को खाने के बाद भी सेवन कर सकते हैं।

घृतकुमारी स्वरस (एलोवेरा जूस)

पाचन तन्त्र को सदा स्वस्थ रखने, गैस, कब्ज, जोड़ों का दर्द, कैंसर, कोलाइटिस, यौनरोग, धातुरोग, श्वेतप्रदर व रक्तप्रदर आदि समस्त स्त्रीरोगों के लिए यह अत्यन्त लाभकारी है। एलोवेरा एवं आँवला का स्वरस यदि प्रतिदिन ब्रह्ममुहूर्त में खाली पेट व सायंकाल खाने के बाद पिया जाय तो व्यक्ति लम्बे समय तक निरोगी जीवन जी सकता है।

सेवनविधि व मात्रा :

प्रात: 25 से 50 मिली एलोवेरा स्वरस को पीकर ऊपर से गुनगुना पानी पी लें। सायं को भी खाने के बाद जल में मिलाकर सेवन कर सकते हैं। घृतकुमारी रस को आँवला रस व ज्वारे के रस के साथ भी लिया जा सकता है।

दिव्य कान्तिलेप

मुख्य घटक :

मेंहदी बीज (पत्र), आमाहल्दी, हल्दी, मंजीठ, जायफल, सफेद चन्दन, सुगन्धबाला, स्फटिकभस्म, समुद्रफेन, कत्था, कपूर आदि।

मुख्य गुण-धर्म :

1. यह लेप त्वचा पर आई हुई सभी समस्याओं जैसे–कील–मुँहासे, चेहरे पर झुर्रियों का पड़ना, निस्तेजता, कान्तिहीनता, कालापन आदि विकारों में शीघ्र लाभकारी है।
2. इसका चेहरे पर निरन्तर लेप करने पर यह लेप त्वचागत सभी विकारों को अवशोषित

कर लेता है, जिससे रोगग्रस्त त्वचा पुनः स्वस्थ हो जाती है, चेहरे का प्राकृतिक सौन्दर्य फिर से निखरता है और मुख पर ओज, तेज व कान्ति आती है।

सेवनविधि व मात्रा :

लगभग एक चम्मच पाउडर लेकर पानी, गुलाब जल या कच्चा दूध मिलाकर लेप (पेस्ट) बना लें। इस लेप को चेहरे पर 3-4 घण्टे तक लगा रहने दें, बाद में गुनगुने पानी से धो लें।

दिव्य अमृत रसायन (अवलेह)

मुख्य घटक :

आँवला पिष्टी, गोघृत, केशर, ब्राह्मी, शंखपुष्पी, बादाम, वंशलोचन, एला, दालचीनी, शतावर, कौंच बीज, प्रवाल पिष्टी आदि।

मुख्य गुण-धर्म :

1. यह मस्तिष्क को पूर्ण पोषण देने वाला अत्यन्त लाभप्रद रसायन है। यह मेधावर्धक (बुद्धिवर्धक), शीतल, शरीर के सम्पूर्ण अंगों को शक्ति, पुष्टि व आरोग्य प्रदान करता है।
2. शरीर को पुष्ट करके बल, कान्ति को बढ़ाने वाला, नेत्रों के लिए हितकारी, शीतल रसायन जो गर्मी की ऋतु में विशेष रूप से सेवनीय है।
3. यह विद्यार्थियों व बुद्धिजीवियों के लिए एक उत्तम टॉनिक है।

सेवनविधि व मात्रा :

1 से 2 चम्मच अर्थात् 10 से 20 ग्राम प्रातः-सायं दूध के साथ या रोटी आदि के साथ चटनी की तरह भी प्रयोग कर सकते हैं।

पतंजलि दृष्टि (आई ड्रॉप)

नियमित रूप से 2-2 बूँद औषध को आँखों में डालने से मोतियाबिन्द कट जाता है। ग्लूकोमा के रोगी का आँख का दबाव कम हो जाने से धीरे-धीरे ठीक हो जाता है। कम उम्र में आँखों पर दूर या नजदीक का चश्मा, आँखों की एलर्जी, काला या सफेद मोतियाबिन्द (ग्लूकोमा व कैटरैक्ट), डबल विजन, कलर विजन, रेटिनाइटिस पिग्मेंटोसा, रतौंधी व यूवीआइटिस (Uveitis) आदि समस्त नेत्र रोगों से बचने व इन समस्त नेत्र रोगों से छुटकारा पाने के लिए यह एक उत्तम अनुभूत औषध है।

सेवनविधि व मात्रा :

1 से 2 बूँद प्रातः-सायं आँख में डालें। बच्चों को गुलाब जल में मिलाकर डाल सकते

हैं। 5 मिली गुलाब जल में 5 बूँद दृष्टि आई ड्रॉप डालकर रख लें और इसे बच्चों एवं कोमल प्रकृति के व्यक्ति प्रयोग कर सकते हैं।

दिव्य धारा

मुख्य घटक :

पिपरमेन्ट, कर्पूर, अजवायन सत्, लौंग तैल आदि।

गुण-धर्म व सेवनविधि :

1. 5 से 10 बूँद दिव्य धारा को सौंफ आदि के अर्क में मिलाकर 15-15 मिनट में देने से हैजे में लाभ होता है। जब रोग में लाभ होने लगे तो समय भी उसी तरह बढ़ा दें अर्थात् आधे-आधे घण्टे, एक-एक घण्टे, दो-दो घण्टे पश्चात् देने लगें। इससे हैजे में निश्चित लाभ हो जाता है।
2. यह सिरदर्द, दाँतदर्द, कानदर्द, नकसीर, शीतपित्त, खाँसी, अजीर्ण, मन्दाग्नि आदि में लाभदायक है।
3. सिरदर्द में माथे पर इसकी 3-4 बूँद लगाकर मालिश करने तथा सूँघने से सिरदर्द में तुरन्त राहत मिल जाती है। दाँतदर्द होने पर रूई में लगाकर पीड़ायुक्त स्थान पर लगा दें।
4. उदरशूल, आध्मान आदि उदर-विकारों में खाँड, बताशा या गुनगुने जल में 3-4 बूँद डालकर सेवन करें। दमा व श्वास में रूमाल पर दिव्यधारा लगाकर सूंघने व छाती पर लगाने से विशेष लाभ होता है। श्वास रोग बढ़ने की वजह से यदि श्वास न ले पा रहे हों तो आधे से एक लीटर गुनगुने जल में 4-5 बूँद दिव्य धारा डालकर वाष्प लेने से तुरन्त लाभ मिलेगा।

दिव्य दन्तमंजन

मुख्य घटक :

बबूल, नीम, मौलसरी, तुम्बरू, माजूफल, छोटी पीपल, अकरकरा मूल, लवंग, कालानमक, समुद्रफेन, सैंधानमक, स्फटिकभस्म, कर्पूर देशी, पिपरमेन्ट आदि।

मुख्य गुण-धर्म :

1. इसके प्रयोग से मुख दौर्गन्ध्य, अरुचि आदि विकारों का शमन होता है जिसके फलस्वरूप मसूड़ों से निकलने वाला रक्त-पूय (पायरिया) दूर होता है तथा दाँतों में

फँसे अन्न कण निकल जाते हैं।

2. इसके प्रयोग से दांतों तथा मसूढ़ों के विकारों का शमन होता है।

सेवनविधि :

इस मंजन को मध्य की अंगुली से मसूड़ों तथा दाँतों पर अच्छी तरह मालिश करें या टूथ ब्रश से भी इस मंजन को कर सकते हैं। इसके पश्चात् पानी से अच्छी तरह सफाई करें। रात को भी खाने के बाद मंजन को प्रातः काल की तरह ही प्रयोग करें। इस प्रकार दिव्य दन्तमंजन के प्रयोग से दाँतो के सभी रोग दूर होते हैं।

दिव्य पेय (हर्बल टी)

मुख्य घटक :

एला (इलायची), तेजपत्र, दालचीनी, लवंग, चन्दन, जावित्री, जायफल, कालीमिर्च, गुलाबफूल, कमलफूल, अश्वगन्धा, सोमलता, पुनर्नवा, वासा, चित्रक, अमृता, भूमि आँवला, आज्ञाघास, बनप्साफूल, ब्राह्मी, शंखपुष्पी, तुलसी, छोटी पिप्पली, श्वेत चन्दन, चव्य, सोंठ, नागरमोथा, तेजपात, सौंफ, अर्जुन आदि।

मुख्य गुण-धर्म :

1. यह मादकतारहित मधुर स्वादयुक्त आयुर्वेदिक पेय है, जो चाय का उत्तम विकल्प है।
2. इस पेय के सेवन से शरीर में रोगप्रतिरोधक शक्ति का विकास होता है, जिससे कफ आदि रोग शरीर को आक्रान्त नहीं कर पाते। किसी असावधानीवश रोग शरीर में आ भी गया हो तो शीघ्र छुटकारा मिल जाता है।
3. इसके सेवन से मन्दाग्नि दूर होती है। मस्तिष्क को शान्ति व शक्ति प्राप्त होती है तथा शरीर की शक्ति में भी वृद्धि होती है। इस पेय का सेवन कॉलेस्ट्रॉल का नियमन करता है तथा हृदय रोगों से बचाता है।
4. यह दिव्य पेय यकृत को शक्ति प्रदान करता है। सबसे उत्तम बात तो यह है कि यह दूध में उपस्थित स्नेहत्व को नष्ट नहीं करती तथा निकोटिन रहित है, जबकि बाजार में उपलब्ध चाय में निकोटिन होती है तथा उसके सेवन से गैस, कब्ज व एसीडिटी जैसे रोग सहज ही पैदा हो जाते हैं।

सेवनविधि तथा मात्रा :

इस पेय की उपयोग-विधि सामान्य चाय की तरह है। मात्रा भी सामान्य चाय की तरह ही है, बल्कि उससे भी कम मात्रा में डालना उचित है। इसे दूध में डालकर सामान्य चाय की अपेक्षा अधिक देर तक पकाएँ। इससे जड़ी-बूटियों का अधिक लाभ मिलेगा। आवश्यकतानुसार चीनी मिलाकर पिएं।

सम्पूर्ण शरीर की प्राकृतिक सुरक्षा व सुन्दरता के लिए पतंजलि आयुर्वेद द्वारा जड़ी-बूटियों से निर्मित श्रेष्ठ व स्वास्थ्यकर उत्पाद*

सौन्दर्य प्रसाधन की वस्तुएं मात्र विलासिता की वस्तु ही नहीं अपितु देह को शुद्ध, निर्मल व स्वच्छ बनाने का सशक्त साधन भी है। आज बाजार में उपलब्ध अनेक सौन्दर्य प्रसाधन विलासिता को बढ़ावा देते हैं, परन्तु अन्ततः देह के लिए अत्यन्त हानिकारक साबित होते हैं; क्योकि उसमें कई तरह के हानिकारक रसायनों का सम्मिश्रण होता है। इन सब बातों को ध्यान में रखकर दिव्य फार्मेसी/पतंजलि आयुर्वेद ने विशुद्ध आयुर्वेदिक जड़ी-बूटियों से शरीर शोधक (बॉडी क्लींजर), केश शोधक (हेयर क्लींजर), दंत मंजन आदि गुणवत्ता युक्त स्वास्थ्यकारक उत्पादों कीशृंखला प्रारम्भ की है, जिससे प्राकृतिक वर्ण व सुगन्ध के साथ आयुर्वेदिक जड़ी-बूटियों की गुणवत्ता-युक्त सौन्दर्य-प्रसाधन देश के लोगों को प्राप्त हो सके।

केशों के प्राकृतिक सौन्दर्य व सुरक्षा के लिए पतंजलि आयुर्वेद द्वारा निर्मित विशिष्ट उत्पाद

हेयर क्लींजर-

1. **पतंजलि केशकान्ति हेयर क्लींजर,** 2. **पतंजलि केशकान्ति मिल्क प्रोटीन हेयर क्लींजर,** 3. **पतंजलि केशकान्ति रीठा क्लींजर** 4. **पतंजलि केशकान्ति एण्टी-डैन्ड्रफ हेयर क्लींजर**

केशों के रूखेपन तथा रूसी की समस्या को दूर कर केशों की सुन्दरता को बढ़ाता है। इसमें उपस्थित भृंगराज, शिकाकाई तथा आंवला केशों को शक्ति प्रदान करता है, रीठा, नीम, तगर, बाकुची एवं हल्दी जीवाणु संक्रमण को दूर करते हैं। इनके प्रयोग से बालों का झड़ना तथा सफेद होना दूर होकर केशों में कान्ति आती है।

2. **पतंजलि तैजस तैलम्**

तेजस् तैलम् मांसपेशियों की ताकत, त्वचा की सुन्दरता एवं तेज के लिए लाभदायक तथा बालों को सुरक्षा प्रदान करता है। इसमें प्रयुक्त बादाम, जैतून, अखरोट, सूरजमुखी एवं मूंगफली के तैल त्वचा का स्नेहन करते हैं। बादाम, तिल, सरसों एवं एरण्ड के तैल त्वचा की समस्याओं को दूर करते हैं तथा त्वचा पर कान्ति लाते हैं। यह बच्चों, बूढ़ों, स्त्रियों सभी के लिए समान रूप से प्रयोग किया जा सकता है।

3. **दिव्य केश तैल**

यह बालों के लिए अमृत समान है। यह तेल असमय बालों का झड़ना, रूसी, गंजापन आदि को रोकता है। इसके लगाने से बाल स्वस्थ व घने होते हैं तथा यह बालों को असमय सफेद होने से

---

* सम्पूर्ण जानकारी के लिए पतंजलि के विभिन्न चिकित्सालयों, उपचिकित्सालयों तथा आरोग्य केन्द्रों में निःशुल्क उपलब्ध स्वदेशी उत्पाद पुस्तिका को देखें।

रोकता है। अनेक दिव्य जड़ीबूटियों के मिश्रण से बना हुआ यह तैल आँखों को शक्ति देता है तथा दिमाग को शीतलता व ताकत देता है। सिरदर्द व सभी प्रकार के शिरोरोग में लाभ प्रदान करता है।

4. **पतंजलि तेजस नारियल तेल**

यह तेल स्वाद, सुगन्ध व प्राकृतिक गुणों से भरपूर शुद्ध तथा सब तरह की मिलावट से पूर्णतया मुक्त है। इसके प्रयोग से बाल स्वस्थ व घने होते हैं तथा बालों के रोगों में लाभ होता है।

हर्बल सौंदर्य उत्पाद- जिसमें है जड़ी-बूटियों का प्रभाव व सुन्दरता का राज

प्रतिदिन स्नान में इनका प्रयोग करने से त्वचा का पोषण होता है, त्वचा की बिमारीयों का शमन व त्वचा की रूक्षता में लाभ होता है।

1. **पतंजलि कान्ति एलोवेरा बॉडी क्लींजर**
2. **पतंजलि कान्ति पंचगव्य**
3. **पतंजलि सौम्या हल्दी चन्दन**
4. **पतंजलि कान्ति नीम**
5. **पतंजलि ओजस मोगरा**
6. **पतंजलि ओजस मुलतानी**
7. **पतंजलि ओजस मिन्ट**
8. **पतंजलि ओजस एक्वाफ्रेश**

स्वादिष्ट एवं शक्तिवर्धक अवलेह व पाक

आयुर्वेदीय चिकित्सा-पद्धति में अवलेह व पाक का अपना एक महत्तवपूर्ण स्थान है। आज आयुर्वेद को जानने वाला प्रत्येक व्यक्ति 'च्यवनप्राश' से पूर्णतया परिचित है, परन्तु अवलेह व पाक के निर्माण में जिन औषधियों को मात्रानुसार प्रयोग किया जाता है, उनकी उपलब्धता व उचित पहचान न होने से और अत्यधिक महंगी होने के कारण से व्यावसायिक औषधि-निर्माण कर्ता उन द्रव्यों को कम मात्रा में डालते हैं, जिससे उनका व्यावसायिक हित तो होता है, परन्तु रोगी का हित नहीं होता। हमारा प्रयत्न है कि रोगी-हित को सर्वोपरि मानते हुए अप्राप्त द्रव्यों को खोजकर, उनकी पहचान की जाए तथा पूरी मात्रा में उन औषधियों को उस योग में डालकर शास्त्रोक्त विधि से उनका निर्माण किया जाए।

1. **पतंजलि अमृत रसायन (अवलेह)** 2. **पतंजलि च्यवनप्राश** 3. **पतंजलि बादाम पाक**

औषधियुक्त स्वास्थ्यवर्धक शर्बत व पेय

शर्बत आयुर्वेदीय चिकित्सा-पद्धति की सद्यः प्रभावशाली वह परंपरा है, जो सहज रूप से ही पूरे देश में प्रचलित है, परन्तु शर्बत की गुणवत्ता के लिए उसमें पड़ने वाली काष्ठ औषधियों, अर्क या अन्य मिश्रण का विशेष ध्यान रखना होता है। शर्बत स्वाद में मधुर तथा प्रकृति में सौम्य पेय होने के कारण सेवन में सुविधापूर्ण है। ग्रीष्म-ऋतु के उष्ण समय में शारीरिक थकान को दूर कर तुरन्त शक्ति प्रदान करने में श्रेष्ठ हैं।

शर्बत

1. **पतंजलि गुलाब शर्बत**
2. **पतंजलि केशर बादाम शर्बत**
3. **पतंजलि आम शर्बत**
4. **पतंजलि ब्राह्मी शर्बत**
5. **पतंजलि बेल शर्बत**
6. **पतंजलि खस शर्बत**
7. **पतंजलि लेमन स्क्वैश**

ये शर्बत दीपन, पाचन तथा क्षुधावर्धक होते हैं। इनके सेवन से अरुचि, अपचन एवं मूत्र की जलन, अवसाद, तनाव, चिन्ता तथा मानसिक दुर्बलता आदि विकारों का शमन होता है।

पेय

1. **पतंजलि सेव जूस**
2. **पतंजलि मैंगो (आम स्क्वैश)**
3. **पतंजलि संतरा स्कवैश**
4. **पतंजलि स्पेशल ठंडाई**
5. **पतंजलि आंवला अमृत**
6. **पतंजलि आम पना (शर्बत)**

यह पेय स्फूर्ति, ताजगी प्रदान करने वाले तथा समस्त विकारों को दूर करते हैं।

औषधियुक्त कैण्डी एवं मुरब्बा

अतिथि-सत्कार में सात्विक खाद्य व पेय प्रस्तुत करने की परम्परा प्राचीन काल से ही हमारे देश में रही है। इसी को ध्यान में रखते हुए आँवला, गाजर, बेल, सेब आदि फलों से मुरब्बा एवं कैंडी बनाने की प्राचीन विधा को गुणवत्ता के साथ आधुनिक मशीनों द्वारा स्वच्छता पूर्वक निर्मित कर प्रस्तुत किया गया है। जिससे देश के लोगों को स्वाद के साथ-साथ स्वास्थ्य भी प्राप्त हो सके।

1. **पतंजलि आँवला कैंडी**
2. **पतंजलि आँवला मुरब्बा**
3. **पतंजलि आँवला चटपटा**
4. **पतंजलि बेल कैण्डी**
5. **पतंजलि गाजर मुरब्बा**
6. **पतंजलि बेल मुरब्बा**
7. **पतंजलि हरड़ मुरब्बा**
8. **पतंजलि सेव मुरब्बा**

इनके सेवन से रोग प्रतिरोधक क्षमता बढ़ती है तथा समस्त विकारों का शमन होता है।

स्वास्थ्यवर्धक व रुचिकर पाचक औषध समूह

आजकल अधिकांशतः व्यक्तियों में अम्लपित्त, अजीर्ण, बदहजमी, भूख न लगना, खाने के बाद आलस्य आना, खाना ठीक से न पच पाना आदि समस्या आम हो गई है। पाचक औषध समूह के उत्पादों द्वारा इन समस्त समस्याओं से छुटकारा पाया जा सकता है। दैनिक जीवन में भोजन से पूर्व एवं भोजन के पश्चात् अपनी रुचि के अनुसार उत्पाद चुनकर निरंतर प्रयोग करने से आप सदैव स्फूर्तिमान् बने रह सकते हैं।

1. **पतंजलि पाचक अजवायन एलोवेरा युक्त**
2. **पतंजलि पाचक मेथी नींबू**
3. **पतंजलि पाचक शोधित हरड़**
4. **पतंजलि पाचक अनारदाना गोली**
5. **पतंजलि पाचक छुहारा खट्ठा-मीठा**
6. **पतंजलि पाचक हींग पेड़ा**

7. **पतंजलि पाचक हींग गोली**
8. **पतंजलि जीरा खट्टी-मीठी गोली**
9. **पतंजलि पाचक अनारदाना चूर्ण**
10. **पतंजलि पाचक जलजीरा**

सात्त्विक खाद्य उत्पाद (स्वास्थ्यवर्धक आटा, दलिया एवं बेसन आदि)

अत्याधुनिक चक्की मिल्स में अनेक अनाजों एवं दालों से उच्चगुणवत्ता युक्त एवं स्वास्थ्यवर्धक आटा, नवरत्न आटा, ऑर्गेनिक आटा एवं बेसन आदि का निर्माण करके उपभोक्ताओं के समक्ष प्रस्तुत किया जा रहा है। इन आटा चक्की की विशेषता क्रायोजेनिक ग्राईंडिग है- शीतल प्रक्रिया से पीसना, जिससे अनाज पीसते समय चक्की में उष्णता पैदा नही होती, क्योंकि उष्णता पैदा होने से अनाज के बहुत से पौष्टिक तत्त्व समाप्त हो जाते हैं; परन्तु इससे खाद्यान्नों के सूक्ष्म पोषक एवं आवश्यक तत्त्वों के क्षरण की संभावना न के बराबर होगी, साथ ही ऊष्मा के अधिक प्रयोग से होने वाले ऊर्जा के अपव्यय को भी रोका जाता है। इन समस्त पोषक तत्त्वों से भरपूर स्वास्थ्यप्रद खाद्य उत्पादों को आप विश्वास के साथ प्रयोग कर सकते हैं।

1. **पतंजलि नवरत्न आटा**
2. **पतंजलि गेहूँ आटा**
3. **केसर**
4. **पतंजलि बेसन**
5. **पतंजलि दलिया**
6. **पतंजलि पुष्टाहार दलिया**
7. **पतंजलि गाय का देशी घी**
8. **पतंजलि आंवला सुपाच्य अचार**

पतंजलि मसाले- स्वास्थ्य के साथ स्वाद भी

प्राचीन काल से आयुर्वेद में मसालों का प्रयोग औषधि के रूप में विविध रोगों के शमन के लिए किया जाता रहा है। वर्तमान में मसालों का प्रयोग औषधीय पक्ष से ज्यादा व्यंजनों के स्वाद एवं सुगन्ध के लिए किया जाने लगा है। पतंजलि मसाले अप्रतिम सुगन्ध तथा स्वाद के साथ, भरपूर औषधीय गुणों से युक्त हैं; क्योंकि दिव्य फार्मेसी एवं पतंजलि आयुर्वेद द्वारा निर्मित आरोग्य मसाले उत्कृष्ट वनस्पतियों और सुगन्धित औषधीय द्रव्यों द्वारा बनाए जाते हैं। जिनके सेवन से आपको स्वाद के साथ-साथ स्वास्थ्यलाभ भी होगा।

1. **पतंजलि छोटी सौंफ**
2. **पतंजलि तेज पत्र**
3. **पतंजलि काली सरसों**
4. **काली मिर्च**
5. **पतंजलि अजवायन**
6. **पतंजलि दालचीनी**
3. **पतंजलि लौंग**
7. **पतंजलि साबुत धनिया**
8. **पतंजलि जीरा**
9. **पतंजलि सौंफ**
10. **पतंजलि मेथी दाना**
11. **पतंजलि इलायची**
12. **पतंजलि मुलेठी**
13. **पतंजलि जावित्री**
14. **पतंजलि जायफल**
15. **पतंजलि हींग**
16. **पतंजलि पिसी काली मिर्च**
17. **पतंजलि पिसा धनिया**
18. **पतंजलि सौंठ**
19. **पतंजलि अमचूर**
20. **पतंजलि पिसी हल्दी**
21. **पतंजलि चाट मसाला**
22. **पतंजलि छोला मसाला**
23. **पतंजलि दाल मखनी मसाला**
24. **पतंजलि सब्जी मसाला**
25. **पतंजलि गर्म मसाला**
26. **पतंजलि कलोंजी मसाला**
27. **पतंजलि रायता मसाला**
28. **पतंजलि राजमा मसाला**
29. **पतंजलि सांभर मसाला**

स्वास्थ्य व स्वाद के साथ औषधीय गुणों से भरपूर अन्य उत्पाद

1. **पतंजलि बिस्कुट** 2. **पतंजलि मैरी बिस्कुट** 3. **पतंजलि नारियल बिस्कुट**
4. **पतंजलि नमकीन बिस्कुट** 5. **पतंजलि मिंक्स फ्रूट जैम** 6. **पतंजलि सेव चटनी**
7. **पतंजलि पाईनएप्पल जैम** 8. **पतंजलि शहद** 9. **पतंजलि लीची शहद**
10. **पतंजलि शहद मल्टीफ्लोरा** 11. **पतंजलि मधुरम्** 12. **पतंजलि सरसों का तेल**

त्वचा के प्राकृतिक सौन्दर्य की सुरक्षा ओज, तेज व कान्ति के लिए क्रीम, जैल, लोशन व बाम

विभिन्न जड़ी-बूटियों से निर्मित यह उत्पाद त्वचा के लिए अत्यन्त लाभप्रद है। इनके प्रयोग से त्वचा पर आई हुई सभी समस्याओं, जैसे कील-मुंहासें, झांईयां, निष्तेजना, कालापन, कान्तिहीनता आदि विकारों में शीघ्र लाभ होता है तथा रोगग्रस्त त्वचा पुन: स्वस्थ हो जाती है। इनके प्रयोग से चेहरे का प्राकृतिक सौन्दर्य फिर से निखरता है तथा मुख पर ओज, तेज, कान्ति, आभा तथा लावण्य आ जाता है।

1. **तेजस एन्टी रिंकल क्रीम** 2. **एलोवेरा जैल** 3. **तेजस बॉडी लोशन**
4. **सौन्दर्य फेश वॉश** 5. **तेजस ब्यूटी क्रीम** 6. **पतंजलि पेन रिलीवर**
7. **पतंजलि बॉम** 8. **पतंजलि क्रेक हील क्रीम**

दंत सुरक्षा के लिए पतंजलि आयुर्वेद के विशिष्ट उत्पाद

विभिन्न औषध द्रव्यों से निर्मित दंतमंजन तथा पतंजलि दन्तकान्ति डेण्टल क्रीम दांतों की सम्पूर्ण सुरक्षा के लिए लाभकारी है। इसमें पड़ने वाली अकरकरा एवं बबूल मसूड़ों को शक्ति प्रदान करता है। नीम, तिबरू, हल्दी और लौंग कीटाणुओं से सुरक्षा प्रदान करता है। पुदीना और पिप्पली ताजगी प्रदान करता है। पीलू और माजूफल दाँतों की जड़ों को शक्ति-प्रदान करता है। इस प्रकार दन्तकान्ति का नित्यप्रति प्रयोग पायरिया, जिंजीवाइटिस, दन्तशूल, मुंह की दुर्गन्ध, मसूड़ों की सूजन आदि दन्त सम्बन्धी को दूर करता है।

1. **पतंजलि दन्तकान्ति डेन्टल क्रीम** 2. **दिव्य दन्त मंजन**